Enders

Das „homöopathische“ Kind

Das „homöopathische" Kind

Ein Lesebuch – nicht nur für Eltern

Von Dr. med. Norbert Enders

2. Auflage

HAUG

Karl F. Haug Verlag · Heidelberg

Die Deutsche Bibliothek – CIP-Einheitsaufnahme

Enders, Norbert:
Das „homöopathische“ Kind : ein Lesebuch – nicht nur für Eltern / von Norbert Enders. – 2. Aufl. – Heidelberg : Haug, 1994
(Reihe: Homöopathie und biologische Medizin)
ISBN 3-7760-1417-2
NE: HST

2. Auflage 1994

Titel-Nr. 2417 · ISBN 3-7760-1417-2

Umschlagfoto: Jürgen Mettmann, optical effects, Wiesbaden
Satzkonvertierung: Filmsatz Unger & Sommer GmbH, 69469 Weinheim
Druck und Verarbeitung: Progressdruck GmbH, 67346 Speyer

Inhalt

ZWEITER TEIL

Die Arznei

Daß viele unrecht gehen,
macht den Weg nicht recht
(Volksmund)

Vorwort des Autors

Dieses Büchlein habe ich eigentlich schon lange meinen homöopathischen Müttern versprochen. Doch nachdem meine Tochter mir zum Muttertag Rosen schenkte und meinte, ich sei die beste Mutter der Welt, erweiterte ich meine Zueignung auch auf alle Väter.

Ferner spielen unsere Großeltern durch doppelt verdienende Eltern eine zunehmend gewichtige Rolle im Leben des Kindes. Eine ganze Nachkriegsgeneration ist durch kriegsverunsicherte Großmütter verhätschelt worden („Du sollst es besser haben, Kind!"), und wir alle tragen jetzt die gesellschaftlichen Konsumfolgen dieser Verhätschelung, Konsumneurosen und Konsumpsychosen als Unlust, Unzufriedenheit und „Null-Bock". Vielleicht sind es heute die Opas, die ihren Enkeln gegenüber noch natürlich empfinden und Geschichten erzählen können. Lang lebe der Opa!

Ich muß jedoch gestehen, daß meine homöopathischen Mütter eine Ausnahme unter den Müttern darstellen. Allein die Tatsache, daß sie sich, besorgt um die körperliche Gesundheit und um das Verhalten ihres Kindes, der Homöopathie zuwenden, macht sie zu empfindsam denkenden Wesen. Bevor ich sie dann „meine homöopathischen Mütter" nenne, vergeht eine geraume Zeit des Erlebens, des Erfahrens und der praktischen Umsetzung zum Wohle des Kindes und – nicht zuletzt – zum Wohl ihres eigenen Seins.

Keine andere Medizin als die Homöopathie ist fähig, uns verstehen zu lassen, wenn wir bereit sind zuzuhören, hinzuschauen und in uns aufzunehmen. Keine andere Medizin als die Homöopathie ist geeigneter, aus dem verinnerlichten Wissen um die Arznei das Geschehen um den Menschen uns klarer, einfacher und eindringlicher unserem natürlichen Empfinden näher zu bringen, bis wir in der Tat einfach natürlich empfinden, bis wir einsichtiger, verstehender und beweglicher werden. Einsicht in das eigene Geschehen, Verstehen um die Vorgänge unseres eigenen Daseins, Beweglichkeit der Gedanken und Empfindungen erlauben uns, das Sosein und Anderssein anderer anzunehmen, ohne zu murren, ohne zu bemängeln, ohne zu verurteilen.

Ich darf hoffen, daß uns dieses Büchlein zur verstehenden Betrachtung des Anderen hinentwickelt. Dann werden wir fähig sein, unsere Kinder menschlicher zu achten, ihre Wehwehchen, Klagen und Störungen ehrfürchtiger hinzunehmen und werden uns bedingungsloser in die Augen schauen können.

Es ist mir angelegen, all jenen Kindern, Müttern, Vätern, Omas und Opas zu danken, die diese Niederschrift ermöglichten, indem sie mir erlaubten, mich vorübergehend zurückzuziehen.

Babsy und *Greg Anonas* danke ich für die wärmende Sonne des Orients, für den Kokosnußstrand und für die nimmermüde frische Brise vom Meer herüber.

Jürgen Mettmann danke ich für die Überlassung des Umschlagfotos. Es zeigt seinen *Lachesis*-Sohn *Jascha,* Banane mampfend, in Erzählerpose. Dessen Vorrede auf der nächsten Seite sollten Sie unbedingt lesen!

Axel Treiber vom Karl F. Haug-Verlag gebührt meine dankbare Beachtung für seine unermüdliche briefliche Sorge um mein geistiges Wohl. Er fürchtete wohl, ich könne in unleserliche Sphären abheben. Vom Verleger, Herrn *Dr. Ewald Fischer*, erhoffe ich, daß er meinen Dank, nicht aber den Ruhestand annimmt.

Iba, Zambales, im Frühjahr 1990 *Norbert Enders*

Vorrede des Erzählers

Guten Tag, liebe Leute! Mein Name ist *Jascha.* Vater wollte gerne einen Pascha als Sohn. Väter erwarten immer so viel von einem. Mutter hat ihm aber das P ausgetrieben und machte dann ein J daraus. Sie meinte zu Vater, ich hätte sicher tausend Gesichter. Dem war denn auch so. Ich habe die *„Homöopathische Hausapotheke“* manchmal zum Schwitzen gebracht, und Mutter ist des öfteren an meinen zahlreichen Störungen verzweifelt. Jetzt bin ich elf Jahre und seit zwölf Jahren genieße ich die Homöopathie. Wie das sein kann? Nun, die Kügelchen habe ich schon im Mutterleib mitbekommen. Denn Mutter machte selbstredend die „Eugenische Kur“. Elf Jahre und neun Monate macht zwölf. So genau habe ich es nie genommen. Mutter nennt die Kügelchen „Globuli“. Das war entschieden zu schwer für meine beginnenden lateinischen Sprachkenntnisse. Ich nannte sie schlicht und einfach „Lobuli“. Dabei blieb es denn auch. Wenn ich mich einmal entschieden habe, bleibe ich treu. Zur Homöopathie brauchte ich mich ja nicht hin zu entscheiden, welch ein Glück, bin ihr aber treu geblieben.

Nur – so unter uns – 5 Lobuli als „eine Gabe“, wie der Doktor sagt, ist wirklich beschämend wenig. Natürlich habe ich mich auch bei den verantwortlichen Erwachsenen darüber beklagt, nicht nur so unter uns. Die meinten, „die Qualität der Arznei geht vor der Quantität“. Ich war kolossal beeindruckt, habe aber nichts verstanden. Auch hat es mich nicht daran gehindert, mich zu rächen. Als ich kaum krabbeln konnte und Mutter eines Tages aus war, kletterte ich über Stuhl und Tisch zum Fläschchen-Regal. Dort standen sie alle in Reih' und Glied. Belladonna erkannte ich am Bild des Schriftzuges, schnappte es. Wieder unten, genoß ich den ganzen Inhalt, alles auf einmal. Das tat gut! Mutter mußte lachen. Das tat auch gut. „Das ist genau so viel wie eine Gabe.“ Verstand ich nicht. Warum also nicht immer so viel. „Wir brauchen nur ganz wenig davon, um unsere Gesundheit anzuregen.“ Ich nahm es mit Murren hin. Sie ist eine kluge Frau. Heute verstehe ich besser.

Habe ich mich doch so richtig verplappert! Also, ich denke, es ist an der Zeit, daß nicht nur immer Erwachsene kluges Zeug reden und schreiben. Ich will Euch erzählen, wie wir Kinder so manches miterleben und anders erleben, als Erwachsene das eben durch ihre Brille betrachten. Der Mond ist immer rund und voll. Trotzdem sehen wir manchmal nur ein Viertel davon.

Euer Jascha in seinem 12. homöopathischen Jahr

Hinweise

Dieses Büchlein ist sicherlich unvollständig. Es ist jedoch ein einfaches Lesebuch für Erziehende, die sich der Homöopathie verschreiben, und für Studierende der Homöopathie, die noch des Mutes bedürfen, um die Kindsituation und Familienstruktur besser zu verstehen und um ihre kleinen Patienten umgehend mit homöopathischen Arzneien zu versorgen.

Die aufgeführten Störungen und ihre eventuellen Folgen sind meist *altersbezogen*, d. h. vom Beginn des Lebens bis zum einschneidenden Wechsel in die Pubertät, also von der unbewußten ICH-Beziehung bis zur bewußtwerdenden DU- Beziehung. Deshalb verzichtete ich auf Beschwerden wie Husten, Fieber und akute Entzündungen, die allgemeiner Natur sind und die Seiten meines ersten Buches *„Hausapotheke für den homöopathischen Patienten"* füllen. Die empfohlenen Anwendungen sind bewährter Natur. Vergessen wir jedoch nicht, daß jede offenbare und äußerliche Erscheinung nur eine Spur zur Tiefe des Kindes ist. Bei jedem Zweifel in der Entscheidung ziehen Sie bitte den erfahrenen homöopathischen Arzt zu Rate.

Arzneigabe

Eine Gabe entspricht fünf Tropfen oder fünf Kügelchen oder einer Tablette. Kinder ziehen verständlicherweise die süß schmeckenden Kügelchen vor. Eine Gabe geben Sie zehn Minuten vor oder nach dem Essen oder Trinken ohne Wasser auf die Zunge, Säuglingen stopfen Sie die Kügelchen einfach zwischen die Lippen. Es braucht nicht lange, bis sie auf den Geschmack kommen und bereitwillig lutschen.

Die meisten Arzneien werden in allen drei Darreichungen angeboten. Einige Arzneien, vor allem Säuren, Phosphor, Brom, Petroleum sind nur flüssig haltbar, die metallischen Arzneien sind erst ab D8 flüssig oder in Globuli erhältlich, davor nur in Tablettenform. Alle Arzneien sind nur in der Apotheke vorrätig *(apothekenpflichtig)*. Sie brauchen jedoch nicht vom Arzt verschrieben zu werden *(nicht verschreibungspflichtig)*, können also jederzeit ohne Rezept erworben werden.

Bei *akuten Störungen* können Sie eine Gabe stündlich oder zweistündlich wiederholen, wie im Text angegeben. Bei Nachlassen der Beschwerden geben Sie die Gabe weniger häufig, d. h. Sie handeln nach der Intensität der

Beschwerde. Nach Besänftigung der akuten Störung werden die verschiedenen Potenzierungen mit folgender Regelmäßigkeit eingenommen:

bis D6 – dreimal täglich eine Gabe
bis D12 – zweimal täglich eine Gabe
D30 – einmal wöchentlich eine Gabe oder nach Bedarf
LM6 – dreimal wöchentlich eine Gabe
Flasche vorher 10 × kräftig in die andere Hand verschütteln!

Während der *akuten Störungen* setzen Sie die von Ihrem Arzt verschriebene Basisbehandlung vorübergehend ab. Ist die Störung behoben, dann nehmen Sie die Basisbehandlung wieder auf.

Wenn nach einer Arzneigabe eine *Besserung der Beschwerden* eintritt, so warten Sie mit ihrer Wiederholung, bis Sie den Eindruck haben, daß die Wirkung der Arznei nachläßt. Eine Steigerung der Arzneiwirkung durch Erhöhung der Einzelgabe oder durch vermehrte Wiederholung der Gabe ist nicht zu erwarten. Der Arzneireiz benötigt einen gewissen Zeitraum und einen bestimmten Zeitablauf, bis er anspricht.

Dieser Arzneireiz wird durch ein Kügelchen oder einen Tropfen genauso erreicht wie durch zwanzig oder hundert. Die *Qualität* einer Arznei steht in keinem Bezug zur *Quantität*. Hier lernen wir umzudenken: Menge macht nicht Gesundheit. Menge ist meßbar, Gesundheit ist eine Ermessensfrage. Aus diesem Grunde ist es auch nicht besorgniserregend, wenn Kinder – wie so gerne – ein ganzes Fläschchen mit Kügelchen genüßlich lutschen. Dies entspricht im Grunde einer Gabe.

Im *Notfall* können Sie jede Arznei in einem Viertel Liter Wasser auflösen („in Wasserlösung") und davon alle fünf Minuten einen gewöhnlichen Schluck trinken lassen oder mit einem Plastikteelöffel eingeben.

Die homöopathischen Arzneien haben *keine Nebenwirkungen*. Bei sehr empfindsamen Menschen und bei zu häufiger Wiederholung der Arzneigabe kann es zu überschießenden Reaktionen kommen, die jedoch nicht als schädliche Arzneiwirkung zu betrachten sind, sondern als Zeichen der richtigen Arzneiwahl. Nach Absetzen der Arznei klingt diese sogenannte Erstverschlimmerung schnell wieder ab. Im allgemeinen empfehle ich, Arzneien in D6 bis D12 drei Tage auszusetzen und danach mit weniger häufigen täglichen Gaben fortzufahren.

ERSTER TEIL

Das kranke Kind

1. Stottern

Ich will da zu erzählen beginnen, wohin ich mich zurückerinnere. Das dürfte so um das 2. bis 3. Lebensjahr sein. Meine Sicht der Welt war die einer krabbelnden Schildkröte und dann die eines Gartenzwerges. Die Erwachsenen waren so groß und stark, konnten Türen öffnen, Möbel rücken, Taschen tragen. Bewundernswert. Vater sagte zwar immer „wie groß bist Du, mein Sohn", mit Vorliebe wenn Leute zu Besuch waren. Ich streckte meinen Arm in die Luft. Man lächelte. „Und wie stark bist Du?" Ich mimte 'ne Macho-Positur und kassierte den Beifall. Doch das höfliche Lächeln der Anwesenden verriet mir, daß dem nicht so war, wie Vater sich erträumte. Ich hegte nur einen Wunsch, die Träume meines Vaters zu überbieten, nämlich größer und stärker zu werden. Und das möglichst rasch. Wer wußte von uns Kleinen schon, daß es so lange dauern würde, daß so viel Mühsames zu überwinden war. Wir mußten trocken werden, laufen lernen, sprechen lernen. Reibungslos, nach Vaters Meinung. Sei es drum, ich hatte ja Mama. Die stand mir unbestechlich zur Seite. Nicht wie Vater. Der bestach mich öfters mit „wenn Du das kannst, dann kaufe ich Dir ... usw". Alles leere Versprechungen. Mutter aber lächelte, wenn mein Pipi ihre Jeans erwärmte. Ich weniger. Schließlich war ich es, der keine Windeln mehr mochte, nachdem ich nachts trocken war. Da kann ein solches Malheur tagsüber schon mal passieren. Mein erstes Häufchen im Topf feierte sie mit einer Art Indianertanz um den Topf herum. Das war ein tolles Erlebnis. Sozusagen topftoll! Mutter ist eine kluge Frau. Aus mir ist auch ein kluges Köpfchen geworden, wenn ich bedenke. Aber nicht so reibungslos wie nach Vaters Wunsch.

a) Na ja, ich hatte so meine Schwierigkeiten mit dem Sprechen. Das heißt, ich merkte davon gar nichts. Eigentlich fing alles damit an, daß Vater zu befehlen pflegte „sag' Papa" und ich „Mama" zu antworten pflegte. Ich hatte so *viel* zu *erzählen*, den ganzen lieben langen Tag. Geschichten aus meinen Bilderbüchern. Mutter hörte zu. Heute wundere ich mich, wie sie mein Kindergesabbel aushielt. Vater war kürzer angebunden. „Kannst Du nicht mal fünf Minuten Deine .... halten!" Meine Höflichkeit verbietet es mir, die Punkte zu ersetzen. „Und überhaupt, wie redet der!" Dieser ausgerufene Satz, der eigentlich eine wohlerzogene Frage darstellen sollte, galt meiner Mutter. Er hallte lange in meinem Kopf nach. Allmählich achtete ich nicht mehr so sehr auf die *Inhalte* meiner Geschichten, sondern beobachtete den *Ablauf* meiner Sprache. Ich merkte, wie *schnell* meine *Zunge* beim Reden hin und her, vor und zurück wedelte und auf Biegen und Brechen *nicht über* die *Zahnleiste* rutschen wollte. Ich *lispelte*. Die intensive Beschäftigung mit meiner Zunge behinderte aber nicht meine *tausend Ideen*, sich trotzdem einen Weg zu suchen. Wobei ich zwischendurch mehr tief Luft holte, als Worte formulierte. So geschah es, daß ich nicht nur über meine Zunge, sondern auch über *Worte stolperte*. Ich stotterte. Vater bestand auf Sprechübungen beim Logotherapeuten. Das sollen kluge Leute sein. Wie ich den verabscheute, kann ich Euch sagen! Mutter hat mich nie korrigiert, aber der wußte ja alles besser. Ich verweigerte strikte meine Zusammenarbeit. So landeten wir bei unserem Doktor, der mir

Lachesis D200

1 Gabe auf die Zunge gab und meinte, er wolle in 2 Monaten nochmals mit mir reden. In der Tat, er sprach mit mir, und es fiel mir gar nicht so schwer, ihm Rede und Antwort zu stehen. Mutter verhalf mir weiter aufs Wort und bald vergaß ich meine Zunge. Zum Doktor mußten wir trotzdem. Davon aber später.

b) Was die Anderen so alles produzieren, hanebüchen, sag' ich Euch. Da ist *Simon* aus der Nachbarschaft. Früher sah er aus wie der *Teufel* in Person: *Tiefrote* Wangen und Ohren, *höllisch glänzende* Augen mit *großen* Pupillen. So als wolle er jeden gleich zusammenhauen, sobald man sich nähert. Obendrein schleifte er *verkrampft* sein rechtes Bein wie einen Holzklumpen hinter sich her und *ging* recht ulkig *auf den Zehen*. Ich hatte aber vor niemandem Angst, auch nicht vor *Simon*. Eines Tages rief er mir etwas *Unverständliches* zu. Ich ging auf ihn zu, um besser zu hören. Er *quakte* und krächzte *abgehackte Silben* wie eine Zuckerrüben-Hacke, die laut und stoßweise Schabsel hervorbringt. Mit Zeichen gab ich ihm zu verstehen, daß ich ihn nicht verstand. Warum gebärden wir uns blödsinnigerweise mit Zeichensprache, anstatt normal zu antworten? Versuchen wir, uns auf gleiche Ebene zu stellen? Wie dem auch sei, nun geschah es. Du meine Güte. Er wurde *leichenblaß*, kaltschweißig, schnitt seltsame *Grimassen* und verfiel in *unbändige Wut*. Kaum daß mir der Zorn des Zeus einfiel – halt, das war ein Gott und kein Teufel! – oder doch umgekehrt? – da *spuckte* er mich an, *trat* mir gegen das Schienbein und *biß* mir in den Arm. Schmerz! Das war der Dreizack des Teufels. Ich raste zu

Mutter und klagte meinen höllischen Schauer. Ich war gewiß nicht schwach von Natur aus, aber der war *superstark*. Mutter erklärte, er sei als Baby wohl sehr krank gewesen; Hirnhautentzündung oder so. Darauf tat er mir richtig leid. Ich bat Mutter, was für ihn zu tun. Sie telefonierte mit unserem Doktor, ob was getan werden kann und überzeugte *Simons* Mutter. Vom findigen Doktor bekam er

Stramonium D12

2 × 1 Gabe täglich, das er sehr lange einnahm. Ich vermied es, ihm zu begegnen. Gründe dafür lagen genug auf der Hand. Bis er einmal klingelte. Er war nett, wollte spielen. Mutters Zuzwinkern gab mir Mut. So sprach ich ihn an. Diesmal verstand ich ihn. Seitdem sind wir ganz gute Kumpels.

c) Mein bester Freund ist jedoch *Robi*. Kennengelernt haben wir uns im Wartezimmer des Logotherapeuten. War der doch zu etwas gut! Wir kamen gleich ins Gespräch, aber wahrscheinlich haben nur wir beide uns verstanden, sonst niemand drumherum. Er hatte so etwas „Happy-go-lucky" an sich, das mich anzog. Vielleicht, weil ich so kritisch, ernst und geradewegs mit meinen dunklen Augen andere fixiere. Er dagegen schaute wie ein Dauer-Aha, so als ginge ihm demnächst ein Licht auf. Seine Augen sind *meeresblau* mit *langen* dunklen *Wimpern* unter einem Schopf voller *blonder* Seidenhaare. Und immer strahlt er wie ein Sonnyboy. Ein klassisch *hübscher* Kopf. Dagegen erinnerte sein Körper überhaupt nicht an die Klassiker. Er war *dünn* und *ausgebrannt* wie eine Bohnenstange. *Lange* Arme und Beine *schlackerten* wie Bohnensprößlinge *im Dunkeln unruhig* hin und her. Seine Bewegungen waren so *haspelig* wie seine Zunge. Ich denke mir, er *stolperte* über seine Nerven genauso wie über *Silben*. Wo viel Licht ist, ist auch viel Schatten. Das war wohl die dunkle Seite seines Lebens. Mutter hat viele zum Homöopathen geschleppt, so auch ihn. Seine Arznei brannte dem auf der Zunge in gleichem Maße wie

Phosphorus D30

1 Gabe wöchentlich, *Strohfeuer* entzündet. Die Schatten in den manchmal traurigen Augen wurden lichter. Überhaupt, er verstreut Freude und Licht, wo immer er eintritt. Für vieles kann er sich immer noch begeistern. Aber weniger feurig und mit viel mehr Ausdauer.

d) Seitdem ich wußte, ich stolpere über meine Zunge, stolperte ich bewußt über stotternde Kinder. Da war so ein *schmächtiger, blasser* Kleiner, der *zitterte* fürchterlich *aufgeregt*, wenn er was sagen wollte. Seine Stimme war so *trocken* wie ein Acker während der Dürre, und die mühevollen Worte wurden von einem Büffel gepflügt. Alles was er tat, gab den Anschein, als *trieb* ihn der Bauer *mit der Peitsche* persönlich *an*, so sehr hetzte er über den Spielplatz. Wenn wir was Besonderes *vorhatten*, mußte er erst zehnmal *Pipi machen*. Wenn es dann endlich so weit war, rannte er nach Hause, weil er *Durchfall* bekam, der mit

<u>Argentum nitricum D12</u>

2 × 1 Gabe täglich, hätte vermieden werden können. Später, beim Maifest, traf ich ihn mal wieder. Er redete einigermaßen manierlich. Ich lud ihn auf 'ne Runde *Karussell* ein. Nichts zu machen! Es würde ihm *schwindelig* und sein *Magen hebe sich*. Da gab ich ihm den *Höllenstein* in D30 (welch abscheulicher Name!). Ich fand das Fläschchen noch in meiner Hosentasche, von der *Klassenarbeit* am Morgen. Weniger für mich, als für meine aufgeregten Mitschüler.

e) Da fällt mir ein ganz liebes Mädchen ein. Sie fiel mir auf, weil sie immer *mitweinte*, wenn andre Kinder weinten. Hatte ihr doch niemand etwas getan! Irgendwie rührend. Der Tränen flossen viele: Wenn sie hörte, daß ein Kind krank war; wenn sie einen toten Vogel im Park auffand; wenn sie einer überfahrenen Katze am Straßenrand begegnete. Stets weinte sie bitterlich, herzzerreißend, *mitleiderregend*. Sie schaute so traurig aus ihren *dunklen, blassen* Augen, als könne sie die Welt nicht mehr verstehen. So sehr sie dabei *aufgeregt*, ja aufgewühlt war, so *steif wie ein Stock* stand sie am Rande unserer Spielgruppe. Hatte sie sich entschieden mitzurennen, stolperte sie über die Blümchen in der Wiese. Ähnlich *stolperte* sie *über* ihre *Zunge*. Die schien *wie gelähmt*. Ich hatte den Eindruck, sie wußte, was sie sagen wollte, bekam es aber nicht heraus. Und sie bemühte sich so sehr. Dann verfiel sie wieder in Schweigen und war traurig. Ich habe so etwas bei meiner Oma erlebt *nach* ihrem *Schlaganfall*. Allerdings lächelte sie, bevor sie endgültig schwieg, denn unser Doktor hatte ihr vorher

2 × 1 Gabe täglich, auf den Weg gegeben. Damit hätte er auch unserem lieben Mädchen die vielen Tränen gelöscht. Denn den *Ätzkalk* kann man *umgekehrt* nur mit Wasser löschen. So einfach ist das! Unsere zum Troste angebotenen *Süßigkeiten* schafften das damals nicht. Die lehnte sie mit *ekelerregender* Grimasse ab. Verätzte Süße des Lebens? Paßt gut zu ihrem Bild. Na, wie hab'ich das gesagt!? – Ja, Ihr habt richtig gehört: Wir Kinder sind wie Bilder der Arznei. Wie Gemälde in einer Galerie. Ihr müßt Euch nur die Zeit nehmen, Euch davor setzen, hinschauen, anschauen und in die Stille lauschen. Was da so alles herüberkommt, sag' ich Euch. Probiert es mal!

NOTIZEN:

2. Eifersucht

Kaum stand ich auf eigenen Füßen, vermehrte sich unsere Nachkommenschaft um ein Mini-Mädchen. *Orpha* wurde geboren. Mutters Freude war über alle Maßen. Nach zwei Jungens endlich wieder ein angenehmes Wesen, das im Haushalt hilft und Kochen lernt. Sie sollte sich täuschen, aber erst viel später. Ich fand ja zunächst auch alles recht lustig. Der dicke Bauch, die Fußtritte als erstes Lebenszeichen. Dann die süßen Händchen, die Zehchen und das Kußmündchen. Da stimmte ich mit *Tante Frieda* überein. Selbst Vater ließ sich zum „Eijeijei, wo ist er denn" herab. Sein männlicher Stolz schien noch nicht begriffen zu haben, daß *er* eine *sie* war. Trotzdem schienen Himmel und Erde gesegnet. Die Welt war wieder mal in Ordnung.

a) *Neugierig* wie ich war, beobachtete ich das Treiben um *Orpha* mit meiner Nasenspitze vorneweg. Mutter war immer um sie herum. Sie trällerte Kinderreime, während sie Windeln austauschte, das Bad bereitete oder die Brust reichte. Meine Geschichten dagegen schienen ihr Interesse vorübergehend zu benebeln. Ich war ärgerlich, beleidigt, verletzt und sann über *Rachepläne*. Das war gar nicht so schwer. Unbemerkt zwickte ich *Orpha* in die Seite, und Mutter stand dem unerklärlichen Geheule mit hochgezogenen Augenbrauen gegenüber. So lange, bis meine Schandtaten aufflogen. Mutter war sauer, und dunkle Wolken zogen über ihre Stirn. Strafe und Bergpredigt hagelten auf Hintern und Gehirn. Danach mußte ich *Orpha* zwei Stunden lang streicheln. Unter Aufsicht. Das war hart. Es tat mir ja selbst leid, und ich wiederholte „Ich will es nie wieder tun!" Dieser Schwur hallte jedoch vertraut in meinen Ohren. Es dauerte nicht lange, dann suchte ich Mutters Schoß, kuschelte mich an ihren Busen und begann das Manna des Himmels zu saugen. Oi, oi! Ich bestand auf „Mama, ich auch Bäbi, auch haben". Seltsames *Babygewäsch*, denke ich heute. Und was nicht sein kann, sucht sich Ersatz. *Nuckel* und *Flasche* wurden hervorgekramt und mächtig abgelutscht. Das wiederholte sich mehrmals täglich, während meine kleine Schwester Luft für mich war. – Einfach nicht mehr da. Je mehr Zeit ins Land strich, desto tiefer runzelte sich Mutters Stirn. Bis sie Rat einholte: Ich sei *eifersüchtig* und *ausgeflippt*. Dem sollte mit

Hyoscyamus D30

1 Gabe zunächst und bedarfsweise zu wiederholen, ein Ende bereitet werden. Das tat wohl. War ja eine scheußlich peinliche Zeit, wenn ich zurückdenke. Habe mich zeitweise sogar *nackt ausgezogen* und wollte gewickelt werden. So was. Oh, HERR vergib ihnen, denn sie *wissen nicht, was sie tun.* Durch die Arznei vergab ER mir.

b) Höre ich von der *blassen Hyoscyamus*, so denke ich unwillkürlich an ihren *roten Bruder*, an

Stramonium D30

1 Gabe zunächst und bedarfsweise zu wiederholen. Sein spinnertes Baby-Getue ist wohl dem meinen ähnlich. Nur ist alles *heftiger, bösartiger*, hinterhältiger. Wenn er nicht bekommt, was er verlangt, verfällt er in *blinde Wut*. Alles Erreichbare fliegt in der Gegend herum, er *spuckt, tritt* gegen die Möbel, *beißt* alle Umstehenden. *Schreckliche Grimassen* verzerren sein Gesicht. Er ist außer sich, ohne Kontrolle, *ohne Reue*. Ich muß dabei an den armen *Simon* aus dem vorigen Kapitel denken. Wer weiß, welch *höllischen* Kräfte hier locker werden. Wer weiß schon von den *Schreck erregenden* inneren *Grimassen*, die wie *böse Geister* ein Kind besetzen und die Seele quälen.

c) Im „homöopathischen Kreis" meiner Mutter erlauschte ich das gleiche Gehabe eines anderen Kindes, das sich, wenn es bei uns war, eigentlich recht gesittet verhielt. Wir Kinder spielen miteinander, während die Mütter ihre Erlebnisse, Erfahrungen und Enttäuschungen austauschen. Ich nenne diese Zusammenkünfte die „wöchentliche Beichte". So offen wie beim Pastor, nur ohne Betstuhl, ohne Vergebung. Ich freue mich auch auf diese Nachmittage. Nicht nur wegen des Spielens, sondern weil die Mütter sehr nett sind. Und sind sie es noch nicht, dann werden sie zusehends netter. „Typisch *Jascha*", höre ich Mutter, „kommt vom Hundertsten ins Tausendste." Also denn, zurück zu meinem Leidensgenossen. Wie gesagt, er schien so recht brav, ohne Ansprüche. Wenn er auf dem Schoß seiner Mutter Baby spiele, bekäme er einen *Steifen*. Der Dame war es sichtbar peinlich, das zu erwähnen. Genauso peinlich wie seine dauernden Fragen, „wo die Kinder herkämen und wie sie gemacht würden und so … ". Doch erachtete sie das als wichtig. Sie schimpfe dann mit ihm oder ihr Mann fahre ihm über den Mund. Worauf er – schmollend – mit Nuckelflasche, aber *ohne Murren* abzöge. Mutter meinte, sie solle mehr auf ihn eingehen, ihre Zuwendung aufteilen. „Och", meinte die Dame, der sei gar nicht so nachtragend. Bald käme er wieder aus seiner Schmollecke und habe etwas anderes im Kopf. Mutter aber bestand auf ihrer Meinung. Kinder verzeihten leicht, aber *Tadel, Ungerechtes* und *Kummer* fräßen sich tief in ihre Seelen ein. Unvergeßlich, mit *Rache* und *Haß* erfüllt. Ein Kind müsse fragen, rückfragen, zweifeln, widersprechen, wütend und beleidigt sein dürfen. Das kam wie aus einem Ofenrohr geschossen. Mutter ist eine kluge Frau. Sie empfahl der Dame,

Staphisagria D30

1 Gabe einmalig zunächst und danach bedarfsweise ihrem Sprößling zu verabreichen. Bei der nächsten Sitzung erfuhren wir, daß ihr Sohn erstmalig so richtige *Wutanfälle* bekommen habe. Sie war offenbar *entrüstet*. Angeblich habe er mit den *Füßen aufgestampft*, sich rücklings auf den Boden geworfen und habe gestrampelt wie ein verunglückter Maikäfer. Mutter lächelte und war zufrieden. „Endlich kann er sich wehren", war ihr einziger Kommentar.

NOTIZEN:

3. Erste Trennung

Endlich war es so weit! Ich war reif für den Kindergarten. Neue Gesichter, neue Spiele, neue Abenteuer, das alles reizte meine Neugier. Schon Wochen davor erzählte ich allen – ob sie es hören wollten oder nicht –, daß ich bald „in die Schule" ginge. Mutter sprach von einer „zweiten Geburt". Wieso? Mußte ich nochmals in den Bauch? „Das nicht, aber die Nabelschnur wird nochmals durchgeschnitten. Keine Angst", fügte sie rasch hinzu, als sie mein Staunen erblickte, „nicht richtig, nur symbolisch." Mutter sprach stets sehr klug mit uns. Vieles sollte ich erst später verstehen lernen. Ich verstand diesmal nichts, wollte auch nicht wieder geboren werden, wollte auch keinen zweiten *Jascha*. Außer daß ich *eifersüchtig* war, war ich auch einmalig! Das behauptete selbst Mutter: „Du bist einmalig!" rief sie des öfteren aus. Bis ich ihr glaubte. Oder habe ich das auch nicht so recht verstanden? Jedenfalls, das mit der Geburt vergaß ich, solange wir noch zuhause waren. – Vorerst. Dann klemmte Mutter *Orpha* untern Arm, und wir zogen los.

a) Der Volksmund sagt „kunterbunt wie ein Kindergarten". So war es denn auch: Dicke und Dünne, Große und Kleine, Machos und Schüchterne. Alle waren da. Wie in der Spielgruppe oder auf dem Spielpark, dachte ich. „Mach mir keine Schande!" rief Mutter, bevor ich im Gemenge mitmischte. Es fiel mir auf, daß einige dickliche Mütter mit breitlastigen Busen herumstanden, als warteten sie auf den nächsten Bus. „Der Bus hat Verspätung!" rief ich ihnen zu. Einigermaßen respektlos. Keine Reaktion. Da bemerkte ich, daß sich hinter den ausladenden Röcken und Hosen ihre Kinder versteckten. Oh, Versteckespiel! „Eins, zwei, drei – ine, mine, mei." Ein junges Dämchen hatte den Zeigefinger im Mund und glotzte mich *beleidigt* an. Sie war *zart, blond*, ihre Bewegungen *geckig*. *Unruhig, ängstlich* schaute sie zur Mutter hoch, konnte aber deren Gesicht über den massiven Hintern hinweg nicht erhaschen. So erntete ich ein Lächeln hinter stillen *Tränen*. Das war mein erster Flirt. Er erinnert mich an darauf folgende, denen ich zu gern

Ignatia D30

1 Gabe bedarfsweise, verabreicht hätte, denn sie *wußten* eigentlich *nie* so recht, *was sie wollten*. Händchenhalten oder nicht. Küßchen oder nicht. „Ach", seufzten sie wehmütig, und dabei blieb es. Als besagte Mutter end-

lich verschwinden wollte, drehte sich mein Flirt gegen die Wand und *wehrte* mit Gebärden der linken Schulter deren Trostlutscher *ab*. Kaum verlassen, mitten im Spiel, wurde sie von *Bauchkrämpfen* überfallen. Sie *krümmte* sich, bis ihre Mutter sie wieder abholte.

b) Geheule gab es reichlich an diesem Morgen. Wer laut war, war vorn, mitten drin. Die Tränen standen schüchtern in den Ecken herum. Einer stand dazwischen, der weinte nicht. Er *zitterte* wie Espenlaub und drückte sich hilfesuchend gegen die Wand. Aus *halb geöffneten* Augen schaute er *müde, schlapp* und abgeschlagen um sich, als müsse er gleich die Opernbühne besteigen. Voller *Erwartung*, voller *Angst*. Sein Gesicht glühte *putenrot* wie

Gelsemium D30

1 Gabe bedarfsweise. Dann raste er mit überstürzter Hast zum Klo, um laut tönenden *Durchfall* los zu werden oder um *Pipi* abzulassen. Bald bekam er Fieber und wurde nach Hause geschickt.

c) Ich war sicher nicht mitleidig, aber diese armen Würmer hatten mein Mitgefühl. Da saß in der Ecke, *still* vor sich hin *weinend*, ein *zartwangiges, blasses, rundliches* Mädchen mit blondem Mittelscheitel und zwei langen Zöpfen, die in zwei blutroten Herzchen endeten. Als ich auf sie zuging, färbten sich ihre Wangen *knallrot*. „A, a!“ sagte sie *schüchtern*, als wolle sie mir entgegenkommen. Sie nahm *bereitwillig* meine Hand, und ich führte sie wie ein Held zum Örtchen. Für die Toilettenbrille war sie zu klein. Das Töpfchen mußte her. Da saßen wir beide: Sie auf dem Topf, ich in der Hocke. „Gemütlich, gell?“ hauchte sie verlegen. Sie fühlte sich geschützt, ich fühlte mich großartig. Mit Engelsflügeln ersetzte ich die Gluckenflügel ihrer Mutter und ersetzte

Pulsatilla D12

2 × 1 Gabe täglich. Ich wurde ihr Schutzengel, sie wurde zusehends vertrauensvoller. Ich glaube, sie hätte mir Bratkartoffeln gemacht, hätte ich es verlangt von ihr.

Voller Freude lief ich mit *Robi* nach Hause. Ich hatte nämlich viele Geschenke: Geschichten, neue Ausdrücke. „Du liebe Güte“, schrie Mutter vor

Entsetzen über meine Wortschatzerweiterung. „Ist was?“, fragte ich besorgt zurück. „Nachwehen, Liebling, nur Nachwehen“, flüsterte sie und drückte mich fest an ihren warmen Busen.

NOTIZEN:

4. Wutanfälle

Unser Religionslehrer behauptet, Gott habe uns Menschen als einmalige, unwiederbringliche, unteilbare Individuen geschaffen. Das sei etwas Absolutes. Jedem sei etwas Besonderes gegeben, das *nur* ihn auszeichne. Den Rest hätten wir mit vielen anderen Menschen gemeinsam. Das verstand ich, denn eine Arznei paßt ja zu vielen Menschen. „Wie ist das, wenn wir krank sind“, drängelte meine Neugier, „sind wir dann immer noch unteilbar?“ Unteilbar seien wir. Aber das Ganze beginne zu wackeln, zu rütteln und drohe auseinanderzufallen, falls der Arzt nichts dagegen tue. Über seine letzte Behauptung wollte ich noch herumstreiten, entschied mich aber diesmal fürs Schweigen. Das Wackeln, das Rütteln, die Drohung auseinanderzufallen, geben dem Kind den Namen oder genauer: geben der Krankheit die Diagnose. Das klang logisch. Denn wären wir immer ganz, wären wir vollkommen. Wer preist sich dessen schon? Das widerspräche der Geschichte vom verlorenen Paradies, das uns die Unvollkommenheit in den Rucksack packte. Das heißt andersherum: Wenn wir einem Menschen begegnen, sollen wir ihn als Ganzes betrachten. Wie den Mond. Der ist immer rund und voll. Ist der Mensch krank, dann ist der Mond nur halbvoll oder viertelvoll. Und das restliche Dunkel ist seine Diagnose, seine Störung, seine Beschwerde. Der Mond aber ist trotzdem rund und voll. – Das interessiert mich brennend, wenn auch *Tante Frieda* behauptet, ich sei *vorwitzig* und eher *altklug* als klug. Mag sie recht behalten, die alte Jungfer. Perlen vor die Säue, sag' ich Euch. – Ich halte an meinem Interesse fest, denn ich muß Euch jetzt das gestehen, was ich als die dunkelste Seite meiner kurzen Lebensgeschichte betrachte. Oder ist sie ganz einfach die *andere* Seite, die Schattenseite des Mondes?

a) Viele Kinder äußern Wutanfälle. Das steht schon in der *„Hausapotheke“*: Das unleidliche, widerwärtige, hitzige *Chamomilla*-Kind, das nur getragen werden will; das tief verletzte *Staphisagria*-Kind mit dem Steifen; der tollwütige *Stramonium*-Simon. Alle schreien, strampeln und schmeißen in die Gegend, was ihnen quer kommt. Selbst den geliebten Teddy. Es tut ihnen nie leid. Im Gegenteil, oft höre ich auf dem Spielplatz „das tut ihm recht, das hat er verdient“. – Bei mir war das völlig anders. Ich hatte *keinen Grund*, wütend zu werden. Nichts ärgerte mich. Und wenn schon, dann wurde ich eben ärgerlich. Aber wütend ... nein. *Irgendwann* wurde ich unruhig, lief auf und ab, wie *von innen getrieben*. Wenn mich ein Thema begeisterte und Ideen meinen Kopf durchströmten, wurde ich ähnlich unruhig. Ich wußte warum. Aber getrieben? So gar *nicht Ich selbst*. Wie ein Befehl in meinem Gehirn, dem ich widerspruchslos gehorchte. Dann brach es aus mir hervor wie eine Ladung Dynamit zwischen Felsen. Unbändig, mit Kraft und Gewicht. Ich ergriff alle faßbaren Gegenstände und warf sie durch die Gegend. Und manchmal schlug ich auf Mama ein. Das hat mich fürchterlich beschämt. Denn alles erlebte ich *bewußt* wie in einem Film, wo ich plötzlich zum Helden des Bösen wurde. „Hilf mir! Mami, hilf mir!", winselte ich kniend vor Mutters Fassungslosigkeit. „Daß es nicht wiederkommt!" Schweigend streichelte sie meinen Rücken, was ich so gern mochte. Dieses Drama wiederholte sich in unregelmäßigen Abständen. Mutter aber gibt nie auf. So kam unser zweiter Besuch beim Doktor in Gang. Er hörte zu und nickte wissend, während er mir wieder

Lachesis D200

1 Gabe auf die Zunge legte. Später las ich bei *Dorcsi*: „Glaubt ... zwei Willen gehorchen zu müssen, einem zur Liebe, dem anderen zum Haß." Jetzt verstand ich, daß nicht das Sichtbare das Wesentliche ist, sondern das Unsichtbare.

b) Natürlich sprachen die Mütter im „homöopathischen Kreis" darüber. Eine unter ihnen schien sehr gedankenverloren, bis sie von ihrem Sohn *Götz* erzählte. Das gleiche *teuflische* Spiel, der gleiche *reuevolle* Ablauf. Wir alle wußten bisher nur von seinen kleinen Hirnkrämpfen, sogenannte *Absencen*. Die konnten wir reichlich miterleben. Mitten im Spiel hielt er inne, rollte die Augen nach *oben* und *spreizte die Finger* beider Hände wie Spinnenbeine auseinander. Danach tat er, als ob nichts geschehen sei. Wir zogen ihn auf, hänselten ihn, ahmten ihn nach wie Affen die Menschen – oder umgekehrt? – er wußte von nichts. Er drängelte sich gern in den *Mittelpunkt*. Wenn wir ihn *nicht beachteten*, setzte er seinen Walkman auf, tanzte und sang. Er *tanzte* gut. So alten Musikkram wie Rumba, Samba, Cha-Cha-Cha. Aber *toll*! Wir schauten alle zu, und er hatte gewonnen. Er bekäme vom Doktor

Tarantula hispanica D12

2 × 1 Gabe täglich, verordnet, die seine Wut gemäßigt hätte. Die Hirnanfälle seien unbeeinflußt. *Nachts* allerdings schlafe er *ruhig*. Das *EEG* (Elektro-Enzephalo-Gramm; *Anmerkung der Redaktion*) sei *ohne Befund*. Ob sie

wohl auch mal *Lachesis* probieren solle? Das ist so eine Gefahr mit „was dem einen hilft, muß dem anderen auch helfen". Denkste! Mutter riet zu einem erneuten Arztbesuch. Vielleicht könne die *D200* tiefer wirken.

NOTIZEN:

5. Nein-Sager

Geht es Euch auch so, daß Ihr vielen Kindern begegnet, die zu allem und auf alles „Nein“ sagen? Bei Gelegenheit ist es ja angezeigt, daß wir mit Nein etwas verweigern, um unser gutmütiges Herz zu schützen oder unseren phantasiereichen Ideenfluß. Sonst würden wir bald zum Lakaien für Geschwister, Eltern und deren Freunde. Oder zum Haustrottel für Besorgungen, Geschirrspülen und Abfalleimer entwürdigt. Aber wenn „Nein“ als Antwort völlig irrsinnig ist, läuft sicher im Gemüt etwas durcheinander. Entweder da drinnen ist etwas geblockt, so daß Bitten und Vorschläge weder hineingehen noch mit „Ja“ herauskommen. Oder das Nein ist ein Ersatz für „Laß mich in Ruh'“ oder für das weniger höfliche „Leck' mich“. Verzeiht. Wie dem auch sei, sie alle *trotzen* der Welt mit gekrauster Stirn.

a) Unsere Familie blieb von diesem Leid nicht verschont. Kaum war *Orpha* drei Jahre, bescherte sie uns ihre Nein-Phase. Selbst mit Süßholz geraspelte Worte beantwortete sie mit einem heftigen, hitzigen Nein. Alles schien ihr *quer zu laufen*. Verwundert es nicht, daß sie selbst quer lief. Selbst ihre feinsten Lieblingsspeisen schob sie mit Nein zur Seite, holte sich stattdessen *Milch* aus dem Eisschrank. Gegen Mutters Einwand hatte sie genügend Einwände auf Lager. Mit unserem Vater war sie anders. Ihr Nein-Spielchen tauschte sie gegen Erpressungsgeschenke ein: Sie brachte ihm seine Hauspantoffeln gegen *Pommes* aus der Würstchen-Bude. Ihr launenhafter *Appetit* wurde genauso besorgniserregend wie ihr Trotz. Zum Glück sorgte

Tuberculinum GT D200

1 Gabe einmalig, für eine allgemeine familiäre Entspannung. War auch an der Zeit. Denn mir war schon kotzübel. In einer Familie gibt es nun mal gewisse Spielregeln, denen man sich nicht gegen Bezahlung, sondern für ein gelegentliches Lob unterwirft. Wir sind ja eine Familie und keine Familien-GmbH.

b) Mit meinem großen Bruder *Boris* war das irgendwie anders. Er hatte zwar so etwas wie eine *Dauer-Trotzphase*, aber er war *lieb*, und heftig war er nie. Ich erinnere mich erst richtig, als er sieben war, daß er vieles abwehrte, Nein sagte. Eigensinnig aber höflich. Er umschrieb es mit „Ooch, Mami!“ oder „Muß das jetzt sein?“ oder „Frag’ *Mascha*, bitte!“. Das ist meine große Schwester. In unserem gemeinsamen Zimmer lag er meist auf dem Bett, las oder schlief. Immer war er müde. Aber nicht nur *schlapp müde*, sondern auch nervös, *unruhig*, ohne so heftig erregt zu sein wie *Orpha*. So etwa in der Mitte zwischen nervig und total hin. Wenn er einschlief, *schabte* er seine *Fersen* auf dem Leintuch hin und her, als führe er *Fahrrad* im Traum. Manchmal jammerte und wimmerte er und *zuckte* mit den *Beinen*. „*Boris*, was ist?“, rüttelte ich ihn wach. Mit „ooch, nichts“ wehrte er mich ab. Er war immer lieb, bis heute, aber in den Arm genommen hat er mich nie. Wenn ich mal lieb sein wollte, drehte er sich unmerklich zur Seite. Als dann in der Schule seine Konzentration nachließ, schleppte ihn Mutter zu unserem Doktor. Lange hat er

Zincum D12

2 × 1 Gabe täglich, nehmen müssen, bis er mich mal so richtig lieb gedrückt hat. Dem Doktor hatte Mutter erzählt, daß er als Kind schwer krank war. Mit *Masern*, die *nicht richtig rauskamen* und *Hirnhautreizung* mit Zuckungen danach. Na ja, *Zink* nimmt man zum Verzinken, damit es drunter nicht rostet, dachte ich. Das bedeutet, daß es nach außen den Sauerstoff, die Luft, ohne die wir nicht leben können, abschirmt. Konnte *Boris* das Leben nicht mehr atmen? Wenn etwas abschirmt, tut es das nach zwei Seiten. Also kann auch nichts von innen nach außen. War *Boris* Seele verrostet, weil sein natürlicher Abfall von innen nicht mehr nach außen konnte? Gar nicht so unübel, was sich unser Doktor da zurechtgedacht hatte. Jedenfalls ist *Boris* heute weder undurchlässig noch verrostet. Er hat so seine anderen Mucken.

c) *Boris* hatte einen Freund, mit dem er sich gut verstand. Ohne Worte, sozusagen, denn sie konnten stundenlang zusammen *schweigend* spielen. Oder einfach so *herumliegen*. Wir nannten ihn Klappergestell, weil er so entsetzlich *dürr* war. Egal wie eng seine Hosen waren, sie rutschten ihm ständig unter die Hüfte, und der Gürtel hatte keine Extralöcher mehr. Trotzdem war er ein *hübscher* Knabe, *blond* wie ein *ausgetrockneter* Sandstrand, ohne viel Spannung im Gesicht, ohne viel Ausdruck. Wenn schon, dann eher *ängstlich, unnahbar, abwehrend* wie *Boris*. Wenn Mutter sich ihm freundlichst zuwandte, *zuckte* er unwillkürlich zur Seite. „Ach so, wirklich?“ fragte er *schüchtern* zurück, als habe er zum ersten Mal die Sonne entdeckt. Oder nur „Ach so?!“, als bezweifle er uns oder *zweifle an sich* oder zweifle an der Schöpfung überhaupt. Trotzdem war es offenbar, daß er gern bei uns war. Denn wir waren alle lieb zu ihm und fütterten ihn mit

Silicea D12

2 × 1 Gabe täglich, damit was aus ihm wird. Zu Hause paßte seine Oma auf ihn auf. Das war wohl auch alles, was er bekam, meinte *Boris.* Soll sich einer noch wundern, daß nicht viel aus ihm herauskam. Wie soll auch, wenn das Hineingeben, das Hingeben und die Hingebung seiner Mutter nur als Mangelware- Artikel vertrieben wurden. „Gigo“ sagen die Computer-Freaks und meinen: „Garbage in, garbage out“. Den Abfall, den man eingibt, kriegt man auch wieder zurück.

NOTIZEN:

6. Onanie

Sie wundern sich? Schließlich habt Ihr Großen dafür gesorgt, daß wir sexbewußt ins Leben schreiten. Sind wir dann sozusagen bewußt und benutzen die Ausdrücke wie Eiskrem, Sahnetörtchen oder Schokoladenmousse, dann tut Ihr so geschockt, ziert Euch peinlich wie *Tante Frieda*. Deren Pein ist normal. Sie weiß ja nicht, wie ein Mann ohne Unterhose aussieht. Außerdem rede ich mit meinem großen Bruder *Boris* darüber. Oder vielmehr, ich redete. Inzwischen sprießt ihm nämlich ein „Olibä" (Oberlippenbärtchen; *Anm. d. Red.*). Und nun redet er nicht mehr über solche Dinge. Vielleicht macht er es dafür im Stillen. Na ja, wer langt nicht gern an seinen Pimmel, besonders wenn's im Bett so schön warm ist.

a) Manchmal juckt es dort. Aber mit ein bißchen Reiben vergeht das rasch wieder. Wenn *Robi* bei mir übernachten darf, ist das ganz anders. Den muß es jucken! Der reibt, kratzt und hebt dabei seinen Hintern in die Luft, als wolle er die Bettdecke durchbohren. Besorgt um ihn, wie ich es als guter Freund bin, habe ich es Mutter erzählt. Sie hatte es längst bemerkt, beim abendlichen Bettgeschichten-Vorlesen und meinte, er brauche mal wieder sein

Phosphorus D30

1 Gabe wöchentlich. Das behebe den Juckreiz bei *allen* kleinen Jungens. So war es denn auch. Er wurde ruhiger. Aber hingelangt hat er trotzdem noch sehr gern. – Sein Doktor hat ihm später noch ein

Tuberculinum GT D200

1 Gabe einmalig, obendrauf gesetzt. Seitdem ist er wieder mehr mit dem Kopf bei der Sache, als mit der Hand in der Hose.

b) Klar doch! Wir spielen auch „Doktorles". Kennt Ihr nicht? Das ist so: Einer ist der Doktor, die anderen sind die Patienten. Untersucht wird, was verboten ist. Also, Hosen runter! Das war immer ein Gekicher und Gemache, sag' ich Euch. Mit Vorliebe wurde ich zum Doktor erkoren, weil ich „Lobuli" austeilte. Jeder bekam *Aconit* oder *Belladonna*, was ich eben unbemerkt erwischen konnte. Ich war ein beliebter Doktor. – Eines schönen Sommers hatten wir *Sylvia* aus dem „Schwobaländle“ zu Ferien. Schwaben sind ja fix und manchmal dreist. Türkenkindern pflegte sie zu antworten: „I nix verstähn, i daitsch!“ Jedenfalls, als sie zum Untersuchen dran war, sagte sie zuerst: „Bassed'se uff, Herr Doggdr, i muaß z'airscht mit Eich schwätza.“ „Ah so“, klang meine gewichtige Stimme, „dann mal los.“ „S' ischd hald so. I han da so a *Jugge'de am Meesle*.“ „Aha, Juckreiz am Möschen meinen Sie. Was tun Sie dagegen?“ „Hano, i hock' bei meim Vadder uffs Knui nuff ond gaudsch ieber'sche ond nieber'sche. Dees ischd wia *em Hemml*.“ Aha, es klickte in meinem Hirn. Ich gab ihr für diesmal *Aconit* und dachte mir, das läge wohl außerhalb meiner Doktorle-Befugnis. Wie üblich, beriet ich mit Mutter die Tatsachen, weniger die Umstände, die zu *Sylvias* Vertraulichkeit führten. Sie steckte mir

Origanum D30

1 Gabe einmalig, für sie zu. Zur Nacht legte ich es ihr liebevoll auf die Zunge. Mit „nun wirscht gsund“ versuchte ich, ihr Schwäbisch nachzuahmen. „Ha jedzd legg' me no am Fiedle, schloof guad!“ gab sie als Dank zurück. Mit ihrer Rechten klappste sie zärtlich meine Wange. Die Linke war bereits unter der Decke.

NOTIZEN:

7. Ausfluß

Bei uns Jungens gibt es so was nicht. Doch *Chantal*, die jede Osterferien bei uns verbringt, meint mit Nachdruck, das sei sehr wichtig für kleine Mädchen. Na, sie ist halt meine beste Freundin, und das Beste läßt man am besten selbst zu Wort kommen. Alsdenn, ich übergebe die Feder!

Hallo! Schätze, *Jascha* hat vergessen, mich vorzustellen: Ich bin *Chantal*, gerade vierzehn geworden. Mein Daddy ist homöopathischer Arzt. Ich bin aber längst nicht so klug wie andere Kinder homöopathischer Ärzte. Sagen wir, ich bin mittelmäßig und kann mir bei akutem Weh und Ach über die Runden helfen. Für größere Unternehmen halte ich meinen Daddy griffbereit.

a) So geschah es, daß ich vor einigen Jahren Ausfluß bekam. Erst war die Hose ein bißchen gelb, später juckte es unangenehm. Da fing ich an zu berichten. Daddy's Devise jedoch lautet „Hilf Dir selbst, dann hilft Dir Gott. Wenn Du dann nicht weiter weißt, stehe ich Dir bei." So war es mit allem, auch mit den Schularbeiten. „Danke, lieber Vater" bemerkte ich doppelzüngig und unbemerkt. Mit „Schau nach" drückte er mir die „Gesammelten Werke" seiner *„Bewährten Anwendungen"* in die Hand und verließ mich. Ich wußte, ich mußte beweisen, daß ich mich bemüht hatte, lernte die Angaben unter *„Ausfluß bei kleinen Mädchen"* auswendig und wälzte den *Mezger*, den *Kent* und blätterte bei *Borland*. – Da fand ich das *zu klein* geratene, *liebevolle, rundliche* Mädchen, das in seiner ganzen Entwicklung *zurückgeblieben* ist: Zahnung, Reden, Laufen. Alles kommt zu *spät*: Das Begreifen, das Aufrichten. Alles ist *behäbig* und *bequem*. Selbst den Stuhlgang hält sie *verstopft* zurück, *ohne Beschwerden*. Dabei stopft sie sich mit *Süßigkeiten* und *weich gekochten Eiern* voll, anstatt

Calcium carbonicum D12

2 × 1 Gabe täglich, zu schlucken. Wenn sie Ausfluß haben sollte, so ist er entweder *milchig*, *mild* und *dick* wie ihre ganze Erscheinung. Oder er ist *gelb* und *juckt* bei nicht allzu wabbeliger Figur. Einiges paßte zu mir, aber das Wesentliche sicher nicht. Außerdem soll der Ausfluß erst *kurz vor der Pubertät* erscheinen. So alt war ich noch nicht.

b) Ein paar Seiten weiter entdeckte ich das *immermüde, blasse, dürre, lange, ruhelose* Mädchen mit *Schulkopfschmerz* und *schlechtem Appetit.* Am liebsten ißt sie Salziges, geräuchertes Dörrfleisch und Salami. Das aß ich wohl auch gern, aber nicht so ausschließlich. Auch ihr Ausfluß stellt sich erst *kurz vor der Pubertät* ein. Er ist *milchig, mild* und *reichlich.* Oder *eiweißartiges* Zeug läuft *juckend* aus der Scheide, dessen Fluß mit

Calcium phosphoricum D12

2 × 1 Gabe täglich, eingedämmt werden soll. Sie schaut ebenso *hübsch* aus wie ich mit *langen dunklen Wimpern* im Gesicht. Doch der unschönere Rest war bei mir damals schon wohlgeformt. Also weiter.

c) Wieder ein *rundliches*, liebevolles und *liebenswürdiges* Wesen wie das erste. Vergleichsweise ist sie aber viel *empfindsamer* und *weint* bei jedem lauten Wort, bei Schimpfe und Widerspruch. Dazu ist das dicke *Calcium*-Mädchen irgendwie zu faul, schätze ich. Ihre Tränen können Sie *leicht trösten* mit Streicheln, Ablenkung und

Pulsatilla D12

2 × 1 Gabe täglich. Dann kriegt sie vielleicht keinen Ausfluß, der *milchig, mild* und *wie Rahmsoße* ist. Oder auch *wäßrig, scharf* und *wundmachend* bei den nicht ganz so Dicklichen. Wenn sie Ausfluß hat, verblassen ihre rötlichen Bäckchen neben den langen Zöpfen. Sie wird *blutarm*, reizbar und *launenhaft* beleidigt. In manchen Tränen und Launen fand ich mich wieder. Die hatten jedoch andere Gründe.

d) Das nächste Fräulein gefiel mir schon eher. Sie ist *adrett* gekleidet, *intelligent,* hat *dunklen* Teint und dunkle Haare. Paßt gut! Oh, sie kann auch *schlampig* und nachlässig sein. Konnte ich auch. *Gehässig* gegen ihre Geschwister? Konnte ich nicht sein, niemals! Ihr Ausfluß sei *gelb* oder *grün, wundmachend.* Er *stinke* und antworte gut auf

Sepia D6

3 × 1 Gabe täglich. Mmh! Ein bißchen roch es ja, aber eher scharf als stinkig. Obendrein *schwäche* sie der Ausfluß und das „Filet mignon“ (französi-

scher Ausdruck für die Geschlechtsteile kleiner Mädchen; *Anm. d. Red.*) sei *heftig erregt*. Oje, ich mußte nachdenken. Nein, nein! Meines juckte unangenehm.

e) Über dieses arme Wesen fand ich sehr wenig zum Nachlesen. Ich stelle sie mir *blaß, strähnig, knochig* vor. Ihre Großeltern müssen wohl schlimmes *Rheuma* gehabt haben. Mit so verschobenen, *verknöcherten* Fingern. Manchmal sehen wir sie noch auf einer Parkbank sitzen. Und wenn sie sich erheben, sieht man ihnen den Schmerz in den steifen Gelenken an. Jedenfalls, der Ausfluß sei sehr *reichlich* und sehr *schwächend*. Beide Plagen, Ausfluß und Rheuma, sprächen auf

Caulophyllum D4

3 × 1 Gabe täglich, gut an, wenn es lang genug gegeben würde. Auch von den heftigen *scharfen, krampfartigen* Schmerzen, die den Ausfluß bis in die *Blase*, in die *Leisten* und in die *Beinmuskeln* hin und wieder begleiten, soll sie erlöst werden. Nirgendwo begegnete ich Ähnlichem, aber ich denke, es sei wert, erwähnt zu werden. Und jene, die es betrifft, wird dankbar sein.

f) Die letzte Arznei! Sie war es, die mir am besten gefiel. Ich hatte zwar keinen öligen Kopfschweiß während der Nacht, aber der Ausfluß gefiel mir. Nein, natürlich gefiel mir nicht der Ausfluß als solcher! Ich meine, die Beschreibung paßte so gut und deckte sich am ehesten mit meinen Beschwerden. Es war

Mercurius bijodatus D6

3 × 1 Gabe täglich. Der Ausfluß sei *gelb, scharf, wundmachend* und rinne vor allem *nachts*. Das traf endlich zu. Nach meinem hochgelobten Bericht bei Daddy, durfte ich die Arznei nehmen. Sie half sehr rasch. Die Freude war groß, aber kurz. Die bewährten Anwendungen sind eine tolle Sache, aber treffen halt nicht immer den Nagel auf den Kopf.

g) Allmählich *kratzte* ich mich *blutig*, es tat scheußlich weh. Daddy mußte ran. Er tat es, wie immer mit Geduld und Sorgfalt. Bei seiner Mutter hatte man gerade *Blasenkrebs* entdeckt, was ihn ziemlich belastete. Das gab ihm aber auch die Eingebung, mir genauso wie schon ihr

Acidum nitricum D6

3 × 1 Gabe täglich, zu geben. Er erklärte mir so was mit Vererbung, Anlage, *Diathese*, was ich erst später begriff. Was soll ich Euch sagen. Mein Ausfluß verschwand und Großmutter lebt immer noch.

NOTIZEN:

8. Bettnässen

Orpha war kaum sechs Jahre alt, als sie anfing, wieder ins Bett zu machen. Seitdem kümmere ich mich vermehrt um dieses Thema. Eigentlich sollte die Kapitelüberschrift ganz allgemein „Einnässen“ lauten. Doch nachdem es so viele Kinder – und wohl auch Ältere und Alte – gibt, deren Brünnlein auch tagsüber rinnt, habe ich zwei Abschnitte daraus gebastelt. Die brennendste Frage bleibt für mich das Warum. Manche sollen gar nicht erst trocken gewesen sein. Wehren die sich, älter, sauber, unabhängiger zu werden? Oder sind sie nur faul, bequem, nachlässig? Oder juckt das Pipi und macht Lust? Warum halten sie an ihrer Windel fest? Ist das ihr einziger Halt? Warum manche nur nachts? Stehen die tagsüber so unter Strom, daß sie nur nachts den Dingen freien Lauf lassen können? Wie steht's bei Kindern, die – wie *Orpha* – schon trocken waren? Haben sie die Kontrolle verloren? Oder verweigern sie die Kontrolle. Wie dem auch sei, eines ist gewiß: Sie machen sich alle naß!

a) Gegen *Orpha* hegte ich immer noch so meine Vorbehalte und geheimen Eifersüchte. Deswegen kam es mir in den Kram, daß sie, bald der ersten Worte fähig, ein *Papakind* wurde. Das geschah ganz einfach dadurch, daß sie – entgegen meiner inneren Regung und Tat – zuerst „Papa“ sagte, bevor sie aus Bequemlichkeit doch lieber „Mama“ rief. Vater war stolz wie eine schlanke Zypresse. Manchmal zog er dabei seinen Bauch ein, was seinen Stolz unterstreichen sollte. Jedenfalls hatte *Orpha* es geschafft, seine Eigenliebe zu fördern und ihn damit zu *erpressen*. Seine Versprechen hielt er ein. In der Folge versuchte sie, uns Geschwister zu *gängeln*, über uns zu *herrschen*, versuchte hoffnungslos, mit uns *wettzuhalten*. Wir nahmen sie natürlich nicht ernst. Und Mutters Ermahnungen an *Orpha* zerrannen wie Wasser, das man versucht, in Zeitungspapier einzuwickeln. Sie hatte ja ihren Papi im Hintergrund, dem sie alles *petzte*. Mit Folgen für uns! Für Vater gab es keinen Grund zu zweifeln. Sie war *beliebt* im Kindergarten, *aufgeweckt*, freundlich und *hilfreich*. Soweit die Kindergärtnerin. Noch vor ihrer Einschulung konnte sie lesen und schreiben, ohne daß sich unsere Familie sonderlich darum bemüht hätte. Das ging recht lange gut mit Vater. Sie war lieb, *süß* und – ich glaube – *falsch* zu ihm. Sonntags beim Mittagstisch lobte er sie gewohnheitsmäßig. „Ein Beispiel für Euch alle!“ Na, da hatten wir unser Fett, und unser Hunger war vergangen. Dann kam sie in die große Schule. Und alles wurde anders. Sie merkte bald, daß „viel zu wissen“ nicht unbedingt beliebt macht. Die Lehrer waren streng und stopften ihr rasches Mundwerk. Geschah ihr recht! Sie wurde zusehends ruhiger. Das genossen wir. Aber keiner von uns wollte, daß ihre Leistungen in der Schule nachließen. Keiner. Ich schwöre es! Denn nun wurde Vater ungerecht. Er trieb sie an, machte sogar Hausaufgaben mit ihr oder für sie und erpreßte sie mit Geschenken. Der Erfolg: Sie pißte drauf(!) und zwar ins Bett, sehr bald schon *nach dem Einschlafen*. Vater war am meisten erschüttert und wurde endlich für Mutters Rat zugänglich. Gleichzeitig durchstöberten wir die *„Hausapotheke“*, befolgten die Anweisungen: *Ferrum phosphoricum D12, Causticum D12, Equisetum D12*, je einen Monat, aufeinander folgend. Ohne Erfolg. Vater bestand auf Untersuchung beim anständigen Arzt. Wozu waren wir gut versichert! Auf zum Blasenarzt. Ohne Befund. Auf zum Kinderarzt. Der war wenigstens nett. „Nicht dramatisieren. Das wächst sich mit den Jahren aus, stärken Sie ihr Selbstvertrauen.“ Das rahmte die üblichen zehn Minuten ab, und unsere Hoffnung war vernachlässigt. Blieb uns, den Hinweis in der *„Hausapotheke“*: „bei Mißerfolg lassen Sie Ihren Arzt die passende Arznei finden“ ernst zu nehmen. Wir nahmen ernst, und er fand

Sepia D12

2 × 1 Gabe täglich. Der Urin stank noch zwei Monate durch das Zimmer. Das war gut für Vaters Erziehung. Aber auch *Orpha* hat nicht umsonst gelitten, das wissen wir. Nun sind beide friedlicher geworden, netter zu uns und netter zu sich selbst.

b) In Doktors Wartezimmer ist es immer toll. Was es da alles zu beobachten gibt. Das tollste ist Mutters Redseligkeit. Sie interviewt gewissermaßen alle Patienten oder die Mütter anderer Kinder und singt Loblieder auf Homöopathie und Arzt. – Richtig geraten. Wir trafen auf einen Bettnässer. Seine Mutter war so geradeaus, wie eins und eins gleich zwei ist. „Wird langsam Zeit. Er ist schon vier und immer noch nicht trocken. *Sobald* er ins Bett geht und *einschläft*, passiert es. Zu faul, um nochmal aufzustehen. Obwohl er *Licht brennen* hat, weil er *Angst* hat, *allein* zu schlafen.“ Eine seltsam knochige Dame, die über ihr Kind sprach, als läse sie den Wetterbericht aus der Zeitung runter. Dabei klopfte sie ihm aufmunternd auf den Hintern oder besser auf die windelgestopfte Hose. Das Ergebnis des Einmaleins stand verschüchtert daneben. Sichtlich *schämte* er *sich* für sich und, ich denke, auch für seine Mutter. *Blaß* sah er aus, mit *Lidschatten*, *fahl* und kränklich. Die *Tränen* standen ihm in den *dunklen Augen*. Er schaute zu uns herüber, als bitte er um Verzeihung. Aber *kein Wort* kam *heraus*. *Steif* wie eine Salzsäule stand er da und erinnerte mich an das liebe *stotternde* Mädchen aus dem Spielpark, die immer über die Blumen im Gras *stolperte*. „Schenk' ihm was, Mama, bitte", flüsterte ich geheimnistuend Mutter ins Ohr. Sie tat's, und endlich konnte er weinen. Dann hörte ich noch „Komm jetzt!", und die beiden verschwanden im Sprechzimmer. „Ich tippe auf

Causticum D12

2 × 1 Gabe täglich, für den armen Wurm!", meinte Mutter. „Warum hast Du ihm dann Bonbons gegeben? Ich denke, wenn er die Arznei braucht, *mag* er *kein Süß*?" „Oje, recht hast Du." Und ich dachte schon, ich sei vorlaut gewesen. „Aber gefreut hat er sich trotzdem", fügte sie rasch hinzu. „Ja klar, weil Du ihm was geschenkt hast." Um das letzte Wort in unserer Familie brauchte sich Mutter keine Sorgen zu machen.

c) Kennt Ihr den mit den schlechten *Zähnen*? Die sind schon *bröckelig* und *schwarz*, wenn sie aus dem Zahnfleisch hervorbrechen. Er ist zwar ein *lustiger* Bursche und immer gut gelaunt, aber er pinkelt noch *vor Mitternacht* ins Bett. Dabei *träumt* er, daß seine Blase drücke, er aufs Häuschen gehe und er dort *Pipi mache*. Denkste. Wenn's dann fürchterlich stinkt, wacht er auf und wundert sich, anstatt mal

Kreosotum D12

2 × 1 Gabe täglich, zu nehmen. Er behauptet nämlich stock und steif, er sei auf der Toilette gewesen. Und das ziemlich regelmäßig.

d) Jetzt wissen wir schon, wer seine peinliche Bürde im ersten Schlaf loswird. Es gibt auch Kinder, die das auf den *zweiten Teil der Nacht* verschieben. Das erste ist eines, das wir ziemlich gern mögen. Es ist so *brav* und angenehm *warm*, *rot* und *rundlich*. Manchmal plagen es *Bauchkrämpfe*. Dann streckt es sich oder *beugt sich rücklings* wie ein Regenschirm im Wind. Genauso krampft und drängt es in seiner Blase. Obwohl es *häufig* muß, geht nur *wenig heller* Harn ab. Oft geht's in die Hose, was mit

Belladonna D12

2 × 1 Gabe täglich, zu bremsen wäre. Nachts *wälzt es sich unruhig* hin und her, träumt von *Geistern* und *jammert* im Traum. Bis es in feuchten Laken erwacht. Dann *schreckt* es *auf* und hat fürchterliche *Angst.* – Unter uns, wer kennt nicht die purpurrote *Tollkirsche*, mit der ich beim Doktorle-Spiel so viel freudige Entspannung verbreiten konnte. Wer weiß, vielleicht hatte mancher *Verkrampfungen* im *Bauch*, Krämpfe im *Gehirn* oder Krämpfe im *Fieber.*

e) Dieser hier dagegen *schläft* so *tief*, daß die Feuerwehr ihn unbemerkt wegtragen könnte, falls es mal brennen sollte. Meist löscht er aber selbst den Brand im Bett und schläft gemütlich in der Tunke weiter. Wenn er das wirklich nicht merkt, dann braucht er

Chloralum hydratum LM6

2 × 1 Gabe täglich. Sein *Harn* geht tatsächlich *unbemerkt* ab, ohne Träume, ohne Empfindung.

f) Jetzt bleiben uns noch die Kinder, die mehrmals in der Nacht einnässen. Das muß ein Jammer sein! Beginnen wir mit einem lustigen Vogel, dem der Floh im *Hintern juckt.* Oder hat er *Würmer*? Ist sein Finger nicht am Po, dann sicher in der Nase, worin er ungeniert nach Goldgruben bohrt. Oder er *zupft* irgendwo herum, am Pimmel, an der Nase, an den Lippen. Komische *Grimassen* belustigen dabei sein *hohläugiges* Gesicht, das geradewegs nach

Cina D12

2 × 1 Gabe täglich, schreit. Ob man sich zu Hause wirklich so um ihn kümmert, wie es sein Recht wäre?

g) Einige Mütter bringen ihren Kindern Vorsichtsmaßregeln bei: Vor dem Zubettgehen nochmals Pipi machen, beim Aufwachen nachts ebenfalls ans Wasserlassen denken. Das mag richtig sein, klappt aber nicht immer. Bei diesem auf keinen Fall. Trotz Nachtwanderung zur Toilette, bräuchte er stündlich eine Klingel oder

Plantago D12

2 × 1 Gabe täglich. Übrigens, *tagsüber* muß er gar *nicht oft* pinkeln und wenn, dann wenig. *Nachts* dafür *schwimmt* er regelrecht von dannen.

h) Das letzte Kind in dieser Reihe ist nicht weniger übel dran. Jeder auf seine Art. Sein ganzes Bett riecht *scharf wie Salmiakgeist* oder wie der durch Mark und Bein dringende, *stechende* Geruch im *Pferdestall.* Mit

Acidum benzoicum D6

3 × 1 Gabe täglich, könnt Ihr nicht nur den Gestank beheben, sondern auch die *gelb verfärbte* Bettwäsche, Unterhosen und Toilettenschüssel. Vielleicht vermeidet Ihr auch, daß ihn eines Tages die *Gicht* überfällt, die er vom Großvater geerbt hat.

i) Zum Schluß noch zwei Kinder, die nur *gelegentlich* ins Bett machen, sozusagen einen Grund dafür haben. Eines ist die kleine Jungfrau mit dem „schwachen Bläschen". Kaum sitzt sie auf einer kühlen Mauer, auf einer kalten Bank, im feuchten Gras, schon ist die Blase *unterkühlt* und drängelt nach Entlastung und nach

Dulcamara D6

3 × 1 Gabe täglich. Wenn die *Sommertage* recht warm sind und ihre Mutter das Abendessen im Garten serviert, ist ihr Vorsicht geboten. Denn schnell *kühlt* sich der Abend *ab*, bevor die Nacht hereinfällt und das Bett feucht wird. Im Altweibersommer ist das besonders gefährlich, weil die Abende nicht nur kühl, sondern auch *feucht* werden. Diese junge Dame erkennt Ihr daran, daß sie eine *blasse, wäßrige* Haut hat. Etwas wabbelig, ihr ganzes Aussehen. Sie ist meist *nervös* und *zänkisch* ohne erkennbaren Anlaß. Voller Wut *stampft* sie *mit den Füßen* auf den Boden. Schon mal angetroffen? Gar nicht so selten, das kleine Biest!

j) Bei diesem kleinen Wesen ist nicht nur die *Blase*, sondern auch die *Niere* angegriffen. Es sieht so *abgemagert* aus. Nicht dürr! Es *mangelt* halt überall: Dünne Ärmchen, Stricknadelfinger, Steckenbeine, Schwanenhals. Sein Gesicht sieht dabei gar nicht so blaß und fahl aus, wie man vermuten würde. Was ist schon logisch – außer der Mathe. Ab und an hat es Rücken- und Blasenschmerzen. Die letzteren *brennen* besonders, wenn sein Bächlein grad zu Ende geht. Danach hält es sein Pipi fest, weil es so weh tut. Im *Stehen* und nach

Sarsaparilla D6

3 × 1 Gabe täglich, kann es viel *besser* sein Wasser lassen. Daß es nachts ins Bett macht, ist klar. Da spürt es nämlich das Brennen nicht mehr. Ob seine Sehnsucht nach lieben Worten und lieben Gesten auch brennt? Wer weiß!

NOTIZEN:

9. Einnässen

Bevor Ihr dieses Kapitel lest, solltet Ihr im vorigen blättern. Nicht unbedingt vorher. Ihr könnt auch hinterher darin lesen. Jetzt will ich Euch nämlich von den Kindern berichten, die einfach in die Hose machen oder ins Bett, *tagsüber* und/oder *nachts*. Im Kindergarten hatten wir ein ganzes Sammelsurium davon. Einige unter ihnen kennen wir schon aus der Zeit, als der Kindergarten anfing *(siehe Erste Trennung)*. Einige dieser Typen finden wir sicher auch in der Schule wieder. Stürzen wir uns hinein ins Gedränge.

a) Eigentlich ist er ja ganz friedlich und *brav*, dieser *rote, runde, kräftige* Kerl. Aber wehe dem, wenn er krank ist. Dann wird er unvorhersagbar *grantig*. Eines schönen Tages malte er eifrig, und es geschah, daß ich mich unbemerkt näherte. Er *schreckte* so fürchterlich zusammen, als wäre ich ein *Ungeheuer*. Schimpfend *schlug* er auf mich ein, als wollte er den Teufel von sich *abwehren*. Die Größeren, Kräftigeren machten sich einen Riesenspaß daraus, ihn zu erschrecken. Solange, bis er einen wie *tollwütig* zusammenhaute. Seitdem nannten wir ihn Herkules, die rote Birne. Na ja, wißt Ihr, jeder hatte so seinen Spitznamen. In der Mittagsruhe konnte er kaum ruhig auf seiner Pritsche liegen. Entweder er *schlug im Schlaf um sich* und *stöhnte* herzzerreißend oder er hatte Bauchweh, das ihn zum Rückwärtsbeugen zwang. Oder er raste häufiger zum Örtchen. Manchmal stand er nur schweigend da, schaute an seinem Bein runter. Da *rinselte* es. Wenig, aber immerhin naß! Bauch, Bein, Blase und Schlaf wären mit

Belladonna D12

2 × 1 Gabe täglich, bald beruhigt, ruhig, trocken und er wieder brav gewesen. – Erinnert er Euch auch an Zeiten des *Fiebers*? Wenn wir, *heiß dampfend*, danieder lagen und trotzdem *zugedeckt* bis an den Hals. Nur unsere *Ruhe* wollten wir und verteidigten sie recht *unwirsch*, ungerecht und halb benommen.

b) Habt Ihr schon mal einen *Zappelhampelmann* gesehen? Nein, noch nicht? Das ist so: Ein Hampelmann schneidet *Grimassen* und bewegt seine Glieder wie Schrauben und Spiralen. Das nennt man *herumhampeln*. Dazu gebt Ihr noch ein bißchen Zappelphilipp. Das Ergebnis ist besagte Erscheinung. So selten gibt es den gar nicht! Daß er kein gesundes Kind ist, könnt Ihr Euch vorstellen und seinen *tiefen Augenhöhlen* ansehen. Er schaut aus wie der drohende Tod, bevor er zum Gerippe wird. Wir nannten ihn „*Heini*, der Zirkusclown". Denn er war irre *ulkig* – falls seine *Würmer* ihn mit *Nabelkrämpfen* verschonten. Dann nämlich wurde er mürrisch, wies alle und alles ab, legte sich *bäuchlings* auf den Boden, bis er *erbrach*. Darauf hatte er einen *Mordshunger*. Das alles hätte schon genügt, um ihm

Cina D12

2 × 1 Gabe täglich, zu verordnen. Doch dem nicht genug! Er *bepißte* sich laufend und stand *heulend* in ausladenden Pfützen. Er war einfach nicht zu beruhigen, *nicht zu trösten*. Auf dem Arm der Kindergärtnerin wurde er noch zorniger, *beugte sich*, schrill schreiend, nach *rückwärts*. Seltsam, sein Zorn färbte nur *eine Wange rot*, die andere blieb fahl und *bleich*. Endlich war der Spuk vorüber. Nun war er dem liebevollen Streicheln der Kindertante zugetan. Wehe aber, wenn sich einer näherte. Da ging's von vorne los!

c) Erinnert Ihr Euch? Da stand er *zitternd* an der Wand. Klein, *schwach, rundlich* und *tiefrot* im Gesicht. So *aufgeregt*, als erwarte die ganze Welt nur etwas von ihm. Dabei sind wir doch alle gefordert! Er war aber ein besonderes *Nervenbündel*, der abends schon *Kopfschmerzen* bekam, wenn er morgens in den Kindergarten mußte. Den *Druck* im Kopf fühlte er auch im *Bauch* und in der *Blase*. Denn wenn er nicht *Durchfall* hatte, mußte er dringend *Pipi*. Daß es ihm manchmal daneben ging, ist ihm eigentlich zu verzeihen. Irgendwann wird er

Gelsemium D30

1 Gabe bedarfsweise, begegnen und diese Arznei zu seiner Begleiterin machen. Spätestens in der großen Schule, wenn eine angekündigte Klassenarbeit die Lernnerven *lähmt* und den Schlaf der jungen Götter raubt.

d) Auch diese *liebe Süße* habt Ihr sicher nicht vergessen. Die kleine Rundliche mit den tollen Gretchen-Zöpfen und den Kullertränen. Genau, die war's! Inzwischen war sie ganz *zutraulich* geworden, hatte stets eine *grüne Rotznase* und war richtig *lieb*. Brachte mir sogar kleine Wiesenblümchen zum Geburtstag. Einfach lieb. Habe zwar nie geflirtet mit ihr, aber ein Küßchen hauchte ich ihr trotzdem auf die Wange. Ihr hättet sie sehen sollen: Rot wie eine Pute lief sie an. Das war schön … ! Dann habe ich mich sehr geniert für sie, denn die anderen fingen zu kichern an und machten ihre anzüglichen Macho-Sex-Witze und so. Was die so alles verpassen. Ihr Bier! Meine liebe Süße jedenfalls wurde ganz *keck*, wenn ich um sie herum war. Und wenn es darum ging, mich zu verteidigen, so plusterte sie ihren Nacken auf wie eine *Henne* mit jungen Küken. Ich indessen genoß ihre besondere Art, mit der sie mir für meinen Schutz dankte. Ach ja, ihr schwaches Bläschen hatte sie immer noch, denn niemand hatte ihr bisher

Pulsatilla D12

2 × 1 Gabe täglich, zum Geschenk gemacht. Und zu Hause schien's auch nicht zum Besten zu stehen. Ihr Pipidrang kam manchmal so plötzlich, daß sie selbst erschrak, wenn die verlotterte Strumpfhose in den Schuhen quatschte. „Meine Süße, wenn ich groß bin, schenke ich Dir viele rote Rosen und eine nagelneue Strumpfhose." Das dachte ich für mich und schenkte ihr meine Gedanken zum Trost.

e) Na, aber diesen Vogel kennt Ihr sicher. Er hat eine sogenannte *Reizblase*. Daß ihm mal drinnen ein Malheur passierte, waren wir gewohnt. Aber selbst draußen, wo die freie Natur so viel schöne Bäume zum Dranpinkeln gepflanzt hat, sah er vor lauter Bäumen den Wald nicht. Mitten im Spiel griff er *plötzlich* an sein Gestell, *schrie fürchterlich* nach

Petroselinum D6

3 × 1 Gabe täglich, und *tanzte* von einem Bein aufs andere. Wenn er sich doch noch entschied zum Baum der Erlösung zu rennen, dann verlor er Mut und Pipi *unterwegs*.

f) Alles was lebendig ist, wächst, gedeiht und reift, bevor es wieder zugrunde geht. So denke ich mir das. Aber geht es Euch auch so? Wenn ich Spielkameraden besuche, bin ich oft erschüttert über die vielen Omas und Opas, die nichts anderes tun, als herumsitzen oder Fernsehen gucken oder Essen hineinstopfen oder alle drei Dinge auf einmal. Und dabei sind sie so *nervös*, so *gleichgültig*, so *schwerfällig* und ohne besondere Interessen. Auch solche Mitschüler gibt es. Und manche Eltern erlebe ich, ich kann Euch sagen! Sag' ich was Nettes zu ihnen, dann schauen sie einen an wie ein Dauer-Fragezeichen oder grunzen was vor sich hin. Mit Schmerzen fühle ich, daß sie eigentlich schon zugrunde gegangen sind, trotzdem sie quasi dahinleben. Daran denke ich unwillkürlich, wenn ich heute diesen *minderbemittelten* Spielgenossen vor mir sehe. Irgendwann mußte in ihm etwas *stehengeblieben* sein. Auch sein Wachsen. Denn er war so klein *wie ein Zwerg*. Als er in den Kindergarten eintrat, konnte er *kaum reden*. Die wenigen Worte, die ihm die Kindertante eben noch beibrachte, hatte er nachher wieder vergessen. Irgendwie hatte er Ähnlichkeit mit einem der oben erwähnten *dümmlichen* Opas. *Rund* wie ein Pfannekuchen, *stierer, leerer* Blick, aufgeblasenes Gesicht ohne Ausdruck. Sein *Mund* mit der *dicken Oberlippe* stand immer *offen* und *sabberte. Orpha* sabberte auch als Baby. Außerdem furzte und rülpste sie laut. Keiner von uns fand das sonderbar. Aber im Laufe der Zeit wurde sie manierlich. Bei diesem Jungen, so hatte ich den Eindruck, ging nichts mehr. Weder rein noch raus. Nur noch sein *Pipi rann* gelegentlich am Bein runter. *Stuhlgang* hatte er äußerst *selten*. Ob

Barium carbonicum D12

2 × 1 Gabe täglich, ihn und seine *dicken Halsdrüsen* wohl erweicht hätte? Eigentlich schon. Denn *Barium* ist so ein *lebloses, reaktionsloses, undurchlässiges* Schwermetall. Deshalb wird es beim Röntgen als Brei geschluckt. Da gehen die Strahlen weder rein noch raus. Am anderen Ende des Schluckens wird es *unverändert* ausgeschieden.

NOTIZEN:

10. Einkoten

Was es nicht alles gibt! Stuhlgang macht man auf dem Topf. Den großen Topf meine ich, die Toilette. Wenn er in die Hose geht, läuft etwas schief. Selbst der Volksmund meint „das ging in die Hose“, wenn ein Vorhaben, eine Arbeit oder eine Antwort fehlschlägt. Oder der Schultest, vor lauter Aufregung. Oder ist da vorher schon was schiefgelaufen? Vielleicht ist die Kontrolle über seine Art genauso *wackelig, stückweise* oder *unbemerkt* wie über seinen After. Oder hat er Kontrolle nie erlernt? Ich frage und frage. Wer gibt mir eine Antwort? Vielleicht die Begegnung mit der Not?!

a) Geschäfte in der Hose! Igitt, dachte ich und ekelte mich bis über die Grenzen Europas hinaus. Da machten wir nämlich Familienferien. Marokko – Geschichten von wilden Berbern und Kamelrennen, von Märchenerzählern und Schlangenbeschwörern stiegen lebendig in mir auf. Auch das *fremdartige Essen* von Tajine und Couscous rutschten lebendig in den Magen runter. Ein bißchen weiter fingen sie an zu gären, zu rumoren und den Bauch aufzublähen wie einen Dudelsack. Dudeltöne gab es denn auch dazu. Den ganzen lieben langen Darm lang. Tragisch war nur, daß ich allmählich *nicht* mehr *unterscheiden* konnte, ob Töne oder breiiger Stuhl die Musik ausmachten. Mutter griff zum „Doktor unterwegs“. So nannten wir die Reise-Apotheke. Und mit

Aloe D6

3 × 1 Gabe täglich, rettete sie gleichzeitig das peinliche Dilemma und den Massenankauf von Unterhosen. Das war nochmal gut gegangen. Es soll ja auch chronisch vorkommen. Alter und Auslösung spielen da keine Rolle. Die Arznei bleibt dieselbe.

b) Einen hatten wir im Kindergarten. Den nannten wir Hosenkacker. Er fand das gar nicht lustig. Wir schon. Windeln trug er keine. Da kam der Schiß halt öfters aus dem Hosenbein. Lauter *kleine Knödels*, so wie Ziegenkacke. *Lähmig, steif* und *störrisch* wie ’ne Ziege stand er da und beguckte mit Abscheu seinen Abfall. „Hab’s *nicht gemerkt*, Tante“, *stotterte* er schüchtern und fing an zu weinen. Dann erst sah ich seine *traurigen dunklen* Augen, die um *Mitleid* flehten. Sie erinnerten mich an den *wehmütigen*

Wartezimmer-Bettnässer mit der Einmaleins-Mutter aus dem entsprechenden Kapitel. Für ihn hatte die Natur

Causticum D12

2 × 1 Gabe täglich, bereitgehalten. Vielleicht ist beiden Jungens die heilwirkende Schöpfung mit ihren Geheimnissen inzwischen begegnet. Ich wünsche es ihnen, denn ich schäme mich zutiefst, wie grausam wir manchmal mit Mißgeschicken anderer umgehen!

c) Mutter hatte sich entschieden, ein Tageskind aufzunehmen. Sozusagen als Vorgeschmack für unser fünftes. Denn *Nicolas* war damals noch nicht auf der Welt. Ein Tageskind ist ein Kind, dessen Eltern tagsüber arbeiten und für das sonst niemand im Haus ist. Das scheint üblich zu sein. Wenn solche Kinder dann in die Vorschule oder Schule gehen, kriegen sie einen Schlüssel um den Hals gehängt. So wird ein Tageskind zum Schlüsselkind. *Mani*'s Schicksal war eher das eines verlassenen Waisenkindes. Eigentlich hieß er *Manfred*. Seine Mutter war erst kürzlich zugezogen. Einen Vater gab es nicht. – Da stand er im Türrahmen mit Mutter. Aber ohne ihre Hand in der seinen. *Mürrisch, verängstigt, schüchtern, schweigsam*. „Sag' der Tante Guten Tag!", hörten wir, bevor sie entschwand. Sein *mageres, fahles, dunkles* Gesicht *zuckte*, ohne Worte. Seine Augen – zwischen *eingefallenen Schläfen* – schauten uns vorwurfsvoll an. Dann senkte er den Kopf. „Ist ja richtig verhungert, der Arme", rief Mutter entsetzt aus, reichte ihm ein Glas *Milch* und unsere Schulbrote. An diesem Tag stand ich auf dem Pausenhof ziemlich untätig herum, während meine Umwelt mampfte und zu Hause *Manis* Bauch *rumorte*. „Aja", meinte die forsche Dame, als sie *Mani* abends abholte, „Er ißt den ganzen Tag nur *Brot* und *Fleisch*, und er macht noch *Groß ins Bett*. Wollt's nur gesagt haben, falls das mal hier passiert." Das war alles. Und sie vergaß, daß sie ein Kind hatte, das mehr brauchte als nur

Magnesium carbonicum D12

2 × 1 Gabe täglich. An diesem Abend herrschte betroffene Stille in unserem Haus. Selbst unser Flegeljahre-*Boris* und die alles besser wissende *Orpha* schwiegen. Zur Guten Nacht erzählte uns Mutter die Geschichte von *Oliver Twist*, dem ewig *Ungeliebten* aus dem Buch von *Charles*

Dickens. Behaglich, unser Heim, dachte ich für mich. Dann beteten wir zum ersten Mal gemeinsam und sehr laut. Not verbindet. Mutter ist eine kluge Frau!

NOTIZEN:

11. Verstopfung

Durchfall sind wir gewohnt. Wer hat nicht mal die große Schisserei. Spätestens bei Erkältung, verdorbenem Magen oder Aufregung. Aber Verstopfung bei Kindern? Erwachsene klagen fast alle darüber. Das ist wohl der Zahn der Zeit. Aber der nagt doch nicht an uns Kindern! Oder doch? Vielleicht sind mehr verstopft, als wir ahnen. Wir hören nur wenig darüber. Wer spricht schon gern über die Art und Form seiner abfälligen Geschäfte. Was oben hineingeschoben wird, ist auch viel interessanter. Wenn man da mal total bewußt hinschaut, wundert man sich besser nicht, wenn einem das große Kotzen kommt. Wie kann das nur alles in Ruhe verdaut werden! Das ist doch wie mit unserer Seele. Da könnt Ihr Großen doch auch nicht alles unkontrolliert hineinstopfen, ohne daß uns übel wird und wir irgendwann den Stopfen zumachen. Aber die Großen „meinen es ja nur gut" mit uns. Ich habe eher den Eindruck, daß viele ihre eigenen Fehler damit rechtfertigen, indem sie uns zwingen, das Gleiche zu tun, und uns deswegen Eisen für Gold verkaufen. Wie können wir das alles nur verdauen! Nahrung ist etwas, was uns aufbauen soll, denke ich. Damit wir schön und stark werden, im Körper und im Gemüt. Also muß ich meinen Mund aufmachen dürfen. Nicht aufreißen wie gewisse Tiere auf dem Bauernhof. Gemächlich, vorsichtig aufmachen. Gut kauen, dann erst schlucken. Aber wenn ich schon den Mund halten muß, nicht kauen darf und eventuell unzerkaut schlucken muß, was soll denn dabei unten noch rauskommen!

a) Jetzt habe ich mir so richtig Luft gemacht. Es ist nämlich leider so. Inzwischen sind mir doch einige eingefallen, die ziemlich damit behaftet sind. Ich meine, ihr Stuhlgang haftet, drinnen im Darm oder am After. Erinnert Ihr Euch an *Boris*' lieben *schüchternen* Nein-Sager-Freund, das Klappergestell mit den *sandfarbenen* Schnittlauchlocken? Dem man *nicht zu nahe kommen* durfte und der doch unsere *Zuneigung suchte*? Ich wunderte mich oft, daß er stundenlang das Örtchen belegte. Danach kam er irgendwie gar *nicht entlastet*, eher angespannt und *unverrichteter* Dinge wieder raus. Als er endlich mal bei uns übernachten durfte, haben wir ihn interviewt. Er schien sichtlich angetan und erzählte offen. Es sei immer *mühsam* und *schmerzhaft*. Er müsse richtig *pressen*. Wenn es dann endlich ein bißchen käme, *flutsche* es wieder *zurück*, weil er ja nicht immer drücken könne. „Du meinst, der guckt um die Ecke und wagt sich nicht vor?", fragte ich feststellend. „Es tut halt sehr weh, und da laß ich ihn lieber *nicht nach draußen*“, meinte er verlegen. „Das wird auch noch gut werden“, sagte ich vertrauenerweckend, denn er nahm *getreu* unsere Liebesgabe

Silicea D12

2 × 1 Gabe täglich. In der Tat, dachte ich hinterher, er selbst ging auch nie gern raus ins *Freie*; „weil es *zu kalt* ist“, meinte er. Aber ich denke, er hatte mehr *Angst* vor dem, was da draußen *auf ihn zukommen* könnte. Als wir zu Bett gingen, zog *er* an, was *Boris* auszog und fühlte sich so richtig wohl in unserer Wärme.

b) „... Ihr seid das Salz der Erde.“ Das fällt mir unwillkürlich aus den Bibelgeschichten ein, wenn ich an meinen Klassenkameraden denke. Er hat sich immer *unauffällig* darum bemüht, daß wir Freunde werden. Ich aber hatte meinen *Phosphor-Robi*, der mir Licht und Freude spendete wie eine Weihnachtskerze und Begeisterung entzündete wie ein Streichholz. Jener war mir zu *ernst*, zu *still*, so *in sich gekehrt*, fast *traurig*. Auf dem Pausenhof stand er meist *allein*, beobachtete die anderen und aß *Salzstangen*. Ich habe mich dann mal entschlossen, auf ihn zuzugehen. „Magst Du welche?“, fragte er mich und streckte mir, weit von sich schiebend, seine Salzstangen entgegen. „Eigentlich nicht, aber sei's drum.“ Dann knabberten wir Salzstangen und schauten uns in die Augen, bis er aufgab. Ich liebe es, Menschen zu fixieren. Das irritiert sie so ungemein. Wir sind dann doch ganz gute Kumpels geworden und haben gelegentlich Salzstangen geteilt. Sein *edles* Schweigen faszinierte mich. Ich gewann allmählich den Eindruck, daß er drinnen, in seiner Seele, auch ziemlich allein war. Wenn er sprach, war er *feinfühlig*. Er war *unbeirrt treu*, aber nicht anhänglich klebrig. Das mochte ich an ihm. Von seiner Verdauungsqual erfuhr ich erst auf unserer Klassenfahrt, als er so entsetzlich *Heimweh* hatte. Da reichte ich ihm

Natrium muriaticum D200

1 Gabe einmalig und sicherlich zu wiederholen, von den Heimweh-Arzneien, die Mutter mit genauer Anleitung meinem Reisegepäck zugesteckt hatte. Nach dem Genuß der Arznei öffnete er nicht nur seinen Mund und erzählte, welch trauriger Abfall sein Schicksal bestimmte, sondern er öffnete auch sein Hinterteil und ließ den Abfall ab.

c) *Boris* schleppte mal einen mit nach Hause, der sah so ähnlich jämmerlich aus wie unser *Tageskind-Mani*. *Boris* schien eine Vorliebe für *Trauerklöße* zu entwickeln. Der war so *ausgetrocknet* wie ein Kamelhöcker nach einem Vierzig-Tage-Marsch. Bleich, *erdig*, kopfhängerisch, trotzdem *hektisch* und *ohne Durst*. Die Haut um seinen Mund herum lag in tausend kleinen *Fältchen*. Wenn er nicht gerade *hustete*, öffneten sich seine Lippen selten. So war es auch mit seinem After. Verspannt, *verkniffen* und selten offen. Und wenn, dann für eine Art *klebrigen Brei*, den er mit mehr als zwanzig Lagen Klopapier abwischte. Ob

<u>Alumina D12</u>

2 × 1 Gabe täglich, ihm mehr Saft, Wärme und Witz untergejubelt hätte? Wir wissen es nicht. Nach den ausgiebigen Klogeschichten blieb er uns fern.

d) Noch einer von *Boris*' Eroberungen. Der sah genauso *erdfahlen gelb* aus. Wie ein Säufer im letzten Stadium. Eine *hagere*, scheue Vogelscheuche.Seinen Kopf hatte dieser Kumpel allerdings oben. Richtig *stolz*. Und er *wußte* alles *besser*. Selbst unwichtige *Kleinigkeiten* machte er wichtig. Ein echter *Klugscheißer*. Klogeschichten gehören ja in homöopathischen Familien zum Alltag. Wir fanden bisher nie was Besonderes dabei. Das Besondere lag eigentlich darin, daß er mich ungemein reizte, mal so richtig in die Sch … zu greifen. Wir kamen dazu, als er beim Essen so *schnell satt* war, sein *Unterbauch* sich *geräuschvoll blähte* und er versehentlich einen Pubs ließ. Wir alle lachten schallend, und er war zutiefst *beleidigt*. Aber Mutters Charme nahm ihn ernst, baute ihn auf, und er erzählte *sorgenvoll* von seiner Pein. „Wie große Rosinen“, meinte er. Mutter lächelte und empfahl ihm

<u>Lycopodium D12</u>

2 × 1 Gabe täglich. Wahrscheinlich dachte sie die ganze Zeit über an diese Arznei, und die „Rosinen“ haben sie dann bestätigt. Sie *lobte* ihn für sein offenes Vertrauen, und er hatte *Tränen* in den Augen. Da tat er mir leid, und ich bereute meine Absicht, ihn reizen zu wollen. Aber er ist doch ein *Korinthenkacker*, dachte ich für mich und war stolz, daß ich eine eigene Meinung hatte.

e) Es gibt wirklich Kinder, die haben überhaupt *keinen Drang* zum Stuhl. Das muß ja entsetzlich dick machen! In der Tat, dick sind sie alle, die ich kenne und Euch vorstellen will. Der erste ist *Karlchen* aus der Nachbarschaft, der mir so manches anvertraute. Eigentlich sind wir keine dicken Freunde, aber ich bin wohl so 'ne Art *starker Mann* für ihn. Denn bei Balgereien *schwitzt* er nicht nur wie ein Ackergaul, sondern er *zieht* auch meist *den kürzeren*, und ich muß rettend eingreifen. Das hat ihn wohl veranlaßt, sich zu meinen Gefolgsleuten zu zählen. Na ja, er ist immer *lieb*, freundlich, *gutmütig*, wenn auch etwas *linkisch* und *unbeholfen*. Wenn Ihr Euch einen Kuchenteig vorstellt, bevor er in der Ofenröhre verschwindet, habt Ihr in etwa ein Bild von ihm. *Bleich, wabbelig* wie Zuckerguß und völlig *ungebacken*. Sein Bauch ist stets voller *Eierkuchen*, Butterbrote und *süßen* Schleckereien. Dabei fühlt er sich so richtig *wohl*. Bequem und *trödelig*, wie er selbst, ist auch seine Verdauung, die nach

Calcium carbonicum D12

2 × 1 Gabe täglich, geradezu schreit. Sicher verschwinden damit auch seine *dauernden Erkältungen* und vielleicht auch sein *mit Fett* strotzendes Übergewicht.

f) *Karlchens* bester Kumpel ist ihm ziemlich ähnlich. Sowohl äußerlich als auch in seiner Art. Beide sind *blaß, dick* und *träge*. Sein Gesicht aber hat eher was *Düsteres*, Undurchschaubares, Sorgenvolles, abwesend Vor-Sich-Hinstarrendes. „Ooch, laß ihn man. Der denkt heut' schon, was wohl morgen ist", meint *Karlchen*. Sein Ausdruck verändert sich nur, wenn *Karlchens* Eltern miteinander *streiten*. Da fängt er komisch an zu *lachen*. Bei uns zu Hause liefen einmal Mutters Radiokonzerte. Da sagte er „schön", und er *weinte* tatsächlich. Wie ein Elefant mit Kullertränen. „Er kann auch so schlecht zum Topf wie ich", berichtete *Karlchen* liniengetreu. „Der macht aber stinkende, *harte, große Knollen*. Immer mit viel *Schleim* und manchmal mit *Blut*." Kein Wunder, wenn man nur so *unschlüssig* herumsitzt und

Graphites D12

2 × 1 Gabe täglich, nicht kennt. Ohne *Kohlenstoff* muß ja alles, was Leben ausmacht, verlangsamt vor sich gehen. Das haben wir in Biologie gelernt.

Aber der *Diamant* ist doch auch nur Kohlenstoff. So ganz *entgegengesetzt* zum *Graphit.* Glasklar, voller Glanz und Licht. So ganz entgegengesetzt zu *Karlchens* bestem Kumpel. Oder versteckt sich hinter seinen *Schattenseiten* nur ein verrosteter Glanz und ein verdüsterter *Lichtblick*?

g) Mutter meint, daß es sogar Kinder gibt, bei denen müsse man schon Einläufe machen wie bei alten Leuten. Iih, das muß ja weh tun! Aber das täte es nicht. Obwohl so richtig *schwarze Knollen* rauskämen. „Wie das denn?", bohrte meine Neugier. „Irgendwann haben die sich mal fürchterlich *erschreckt.* Das kann schon als kleines Kind gewesen sein, als sie mal nachts mit Angst erwachten und niemand zu Hause war." „Was, so was gibt's?", rief ich entsetzt. „Oh ja, ich kenne so einige ... ", bestätigte Mutter und hielt inne. Wenn das öfter passiert, dachte ich, braucht man nicht zu staunen, daß die Armen *keine Schmerzen* mehr empfinden, keine Regungen, keine Ausscheidung mehr von sich geben. Lange genug müssen sie Schmerzen erlitten haben, die mit

Opium D12

2 × 1 Gabe täglich, zu besänftigen gewesen wären. Na, wie sag' ich immer: Wo nichts rein kommt, geht nichts raus. Wo kein Licht ist, gibt es keine Schatten mehr. Da ist halt alles dunkel. Da ist alles schwarz.

NOTIZEN:

12. Freßsucht

Wir sind alle schlank in unserer Familie. Aber was da draußen so alles herumläuft! *Rote* Dicke, *blasse* Fette, *pralle* Kräftige und *schwabbelige* Schwache. Eines haben sie alle gemeinsam: Sie sind *schwer*, *schwerfällig*, *formlos* und verfressen. Wer staunt schon darüber, wenn Kinder dick sind. Wo doch so viele von Euch Großen die Form vorgeben. „Iß noch was, damit Du groß und stark wirst." Und wenn's auch nicht mehr geht, dann noch ein Häppchen für Omi und noch eins für Opi und noch eins für Tante Frieda … , und so weiter bis zum Geht-Nicht-Mehr. So erzieht Ihr uns Kleinen zum Verfressen-Sein und beruhigt damit Eure eigenen Schwächen. Wenn ich Appetit habe, dann habe ich *Lust* auf etwas Besonderes und esse mit viel Genuß. Ich bewahre meine Form, meine Haltung, kann aufrecht gehen und wachse. Euch sehe ich nur immer runder werden, schlaffer, abgeschlaffter und meist auch buckliger. „Nicht so voreilig, *Jascha*. Das kann auch andere Gründe haben", unterbrach Mutter mein Ereifern. Mir stand nämlich schon die Gänsehaut im Nacken. „Na, was denn?", gab ich zurück, eher befehlend als fragend. „Nun, manche Kinder haben Hormonstörungen in den Keimdrüsen. Die bleiben dann im Wachsen zurück und gehen auf wie Pfannekuchen. Und weil sie schwach sind, futtern sie sich eine Art Schutzhülle zurecht." „Schutz gegen was, Mami?" „Schutz gegen die böse Umwelt, den bösen Vater, den bösen Lehrer, den bösen Spielkameraden zum Beispiel." „Sind die alle böse?", zweifelte ich. „Natürlich nicht, aber schwache Kinder empfinden das so", schloß Mutter ab. Aha, das war mir neu. Seitdem bin ich etwas vorsichtiger mit meiner stolzen Meinungsbildung.

a) Trotz allem konnte ich mir nicht vorstellen, daß *Karlchen*, mein Kumpel aus der Nachbarschaft, alle für böse hielt und sprach ihn darauf an. „Du bist nicht böse und mein bester Kumpel auch nicht. Aber viele lachen mich aus, weil ich im Sport nicht gut bin, nicht schwimmen kann und so. Na, und Mathe, Du weißt ja." Er schwieg. „Und wenn sie dann lachen, könnte ich denen meine Birne in den Bauch rammen!", fuhr er mit fast weinerlicher Wut fort. Ich dachte: „Stimmt, er sieht aus wie 'ne schwabbelige, *formlose Auster*." So war er in vielem unbeholfen, ungeschickt. Manches versuchte er erst gar nicht. Da ging die Austernklappe runter. Und „Schutz von zu Hause", wie Mami sagt, bekam er nicht. Seine Alten waren ewig am Streiten, hockten vorm Fernseher und stopften sich ihr Abendessen rein. Wundert es, wenn er sich seine Austernschale, seine Geborgenheit, seinen Schutz selbst aufbaute? Das tat er nämlich reichlich mit *weichgekochten Eiern*, mit Riesengläsern voll *kalter Milch* und mit Türmen von italienischem *Sahneeis*, deren Mengen sich mit

Calcium carbonicum D12

2 × 1 Gabe täglich, sicherlich verringert hätten. *Fleisch* und überhaupt *warmes Essen* mochte er nicht. Hat sich auch keiner dran gestört. Bei denen gab es sowieso kein gemeinsames Abendessen. Nur Fernsehgemüse.

b) *Karlchens* Backen sind so prall wie sein Hintern. Wie ein weichgekochtes Ei. Er ist lieb und immer freundlich. Sein bester Kumpel dagegen hat nichts Knackiges mehr an sich. Er sieht aus wie eine Sahnetorte im tropischen Urwald. Ungesund *blaß* dahinschmelzend. Noch nicht gesehen? Braucht Euch nur ein bißchen mehr mit ihm beschäftigen, anstatt ihn mit Schweineschnitzel abzufüttern. Er fühlt sich so *verloren* wie die Torte, so *unsinnig nutzlos* wie die Torte im Urwald. Seine *Gedanken* sind wie Schlingen, Schlingpflanzen und Lianen, die sich im Dickicht der Bäume *verhaspeln* und keinen Ausgang zum Licht finden. Die Hitze ist allerdings weg. Vielleicht hat er sie in Mutters Schoß noch verspürt. Jetzt jedenfalls fühlt er sich, als sei der *Nordpol* seine Körpermitte, die dort und noch tiefer nach

Graphites D12

2 × 1 Gabe täglich, verlangt. Trotzdem mag er *nichts Warmes* essen. Ist ihm Angst vor der Wärme? Auch *Süßes* und *Salziges*, die Säulen unserer Nahrung, unseres Verlangens, unserer Lust lehnt er ab. „Wie soll das bloß so weitergehen?", frage ich mich. Das fragt er sich auch. Ganz bewußt.

c) *Karlchens* bester Kumpel stellt sich ja noch Fragen. Aber der hier! Der glotzt nur noch *stumpfsinnig* aus seiner Wäsche. Der ist förmlich unförmig *stehengeblieben*. Wie ein fetter, feister, *verkalkter alter* Mann, der seiner Sinne nicht mehr Herr, seiner Taten nicht mehr Meister ist. So sieht er uns auch an, wie ein Stier ohne Kampf. Mit *hohlem* Blick, *leeren* Augen, leerer Seele, leerem Kopf. Nur der Speichel läuft *sabbernd* zwischen dicken *aufgeworfenen* Lippen hervor. Nichts geht an ihn ran noch rein, geschweige denn kommt was von drinnen heraus. Als ich ihm das erste Mal bei *Karlchen* begegnete, wurde er *unruhig*, drehte sich um und *verharrte* so, bis ich wieder ging. Hätte er doch lieber

Barium carbonicum D12

2 × 1 Gabe täglich, von mir verlangt. Dann hätte er weder seine *ängstliche Unsicherheit*, noch seine dicke *Angina* zu verstecken brauchen. Vielleicht würde er sich *trauen*, wieder Kind zu sein, wie wir alle. Durchlässig, aufsaugend und wiedergebend.

d) Alle bisherigen Begegnungen sind blaß, fett, faul und fröstelig, schlaff, träge und lustlos, unbeweglich, ungeschickt und unbeholfen. Auch dieser. Wo also liegt sein Geheimnis? Das, was unser Religionslehrer als einmalig, als unwiederbringlich bezeichnet, meine ich. Die Erkennungsmarke sozusagen. Er ist rund wie ein Kloß, sieht *ungewaschen* aus, *fettig glänzend*, mit *blauen* Augen unter *blondem* Haar. Auch das ist nichts Besonderes. Ich traf ihn, wie üblich, bei *Karlchen*, der seine Vorliebe für *Mollige* nicht versteckte. Suchte er Wärme? Oder die Vereinigung der Schwachen? Jedenfalls hänseln die ihn nicht, dachte ich, und mußte mir manchmal auf die Zunge beißen, um mir gewisse Bemerkungen zu verkneifen. Aber witzeln mußte ich schon ab und zu. So wie: „Kennt ihr den vom dicken Elefanten und der dünnen Maus?“ Da färbte sich sein blasses Gesicht plötzlich mit *hochroten* Ohren und *feurigen* Backen wie *rote Paprika*. Er *brauste auf*, schimpfte auf mich ein, als hätte er

Capsicum D12

2 × 1 Gabe täglich, in Ursubstanz geschluckt. Hatte ich ihn verletzt? Sein Kopf war doch auch immer voller Unfug, voller Witze. „Was ist denn das für ein Knüller?“, fragte ich Karlchen, als wir in der Küche allein waren und er *heißen Tee* kochte. „Ooch, der versteht immer Bahnhof, wenn andere Witze machen.“ „Und seit wann trinkst Du heißen Tee?“, fiel mir erst jetzt auf. „Der ist für meinen Kumpel. Hat *Ohrenweh* und *Halsbrennen* oder so.“ Als wir zurückkamen, saß er *störrisch* wie ein Esel in der Ecke und ertränkte seinen *brennenden* Jähzorn unverhohlen in heißem Tee. – Ich verstand. In *Spanien* naschte ich mal versehentlich eine ganz winzige *Peperone* oder *auch Chili* genannt. Das prickelt und *brennt*! Wie glühende Kohlen,

sag' ich Euch! Nichts anderes wünscht Ihr Euch als einen Eimer eiskaltes Wasser. Mutter hingegen löschte den *Brand* mit *heißem* Kaffee. Der stand gerade griffbereit. Das hat tatsächlich gelindert! „Wieso, Mami?" „Oh, das wußte schon *Hippokrates* (berühmter griechischer Arzt; *Anm. d. Red.*) dreihundert Jahre vor Christus. *Das Kalte erwärmt und das Warme kühlt*, sagte er. Erinnerst Du Dich beim Schlittenfahren, *Jascha*, als unsere Hände so starr wie Eiszapfen waren, und wir sie mit Schnee abrieben? Da wurden sie warm. Und als Du Dich verbranntest, und ich Dir warme Kompressen auflegte. Tat das nicht auch gut?" Jetzt endlich verstand ich, was in den homöopathischen Büchern geschrieben steht: „Similia similibus curentur" oder besser verständlich: „Ähnliches mit Ähnlichem heilen!"

e) Es war Sommer. Schwimmbadzeit. Das Schönste am Schwimmbad ist das Schwimmen. Das Ekeligste ist der Massenauflauf von Menschen, die völlig aus der Form geraten sind. Und das halbnackt. *Karlchen* trottete entlang. Er mochte das kalte Wasser nicht, aber wir würden ja Freunde treffen. So war es. „Hey, Karle", klopfte ihm einer *deftig* auf die Schulter. Der war aus mehr Masse zusammengesetzt, als seine Beine tragen konnten. Auch sonst war wenig Ansehnliches an ihm. *Bleiches* Gesicht mit *rot umrandeten* Augen. Hinter den *Ohren* einen *feuchten Ausschlag*. Hände mit *platten* Warzen und *verstümmelten* Fingernägeln. Kaum daß er saß, entdeckte ich dicke *Schwielen* an seinen Fußsohlen. Gleich breitete er seinen Freibad-Proviant aus, als stünde eine Freßorgie an. Dazu *saures* Sprudelwasser, *Orangen* und noch reichlich *grünes Obst*. „Hey, Mann", klopfte ich ihm deftig auf die Schulter, „kommst Du schwimmen?" Ich wollte prüfen, ob das Becken überschwappte. „Hey, Mann, laß das. Ich mag sowas nicht!", *rüpelte* er *übellaunig* zurück und wurde *leichenblaß*. Nichts wie ab ins Wasser, dachte ich, sonst schlägt er Dich zusammen. Denkste. Je länger ich ihn beobachtete, merkte ich, daß er irgendwie *ängstlich* wurde. Er mußte es wohl bemerkt haben, schaute weg und mampfte. Als ich abgekühlt zurückkam, fand ich vom Mampfpaket nichts mehr über. Dafür *rülpste* er *laut*, grinste und rieb sich vorsichtig den Bauch. Beim Rülpsen sperrte er sein Maul so weit auf, daß ich seine Zunge sah. *Dick weiß* belegt und *schmierig* wie mit Kalk bestrichen. So als riefe sie nach

Antimonium crudum D12

2 × 1 Gabe täglich. „So ein ekliger Knödel“, machte ich mir Luft, als ich mit *Karlchen* nach Hause ging. „Ooch, der ist nicht immer so“, vermittelte er. „Manchmal liest er mir selbstgebackene *Gedichte* vor, macht 'ne *Kerze* an und *weint mit Entzücken* vor sich hin.“ Das konnte ich einfach nicht zusammenbringen. Nur eines wußte ich: *Karlchen* ist ein wirklich lieber Kumpel.

f) Endlich mal was anderes. Ein *Schwergewichtler* mit *glühend rotem* Gesicht, *dunklen* Augen und *dunklen* Haaren. – Obwohl, er kann auch als *blondes Bleichgesicht* auftreten, aber seltener. – In der Klasse haben wir so einen. Trotz seiner Statur ist er *kleiner* als alle anderen. Der bleibt aber sicher nicht lange bei uns. Der hat echte Schwierigkeiten. Totaler Blackout. Kann *nichts behalten* und so, und kommt halt nicht ganz mit. Spricht ihn der Lehrer darauf an, *mupft* er ganz schön *schnippisch* zurück. Sollte sich besser zusammenreißen. Denn andauernd fehlt er. Hat 'nen dicken *Dauerschnupfen* oder *Mandelentzündung*, und die Soße *läuft* ihm aus dem linken *Ohr*. *Stinkt* wie die Pest, sag' ich Euch! Noch nicht mal beim Sport ist er was wert. Kaum daß er sich ein bißchen *anstrengt*, da kriegt er *keine Luft* mehr und *hält sich* sein *Herz*, als sei es *Gold* wert, und schreit nach

Aurum D12

2 × 1 Gabe täglich. Wenn er sich mal *verletzt*, dann piepst, pienst und *jammert* er wie ein Jude an der Klagemauer in Jerusalem. Na, dann solltet Ihr den anschließend unter der Dusche sehen! So'n *kleinen Schnösel* habe ich noch nie gesehen. Und *Eier* hat der auch *keine*. Obwohl er aussieht, als suche er ständig Opfer zum *Streiten*, redet er kaum. Macht er mal den Mund auf, dann *widersprecht* ihm ja nicht. Ich warne Euch! Es entflammt ein *wütender* Drachen mit Schimpforgien. Also redet keiner mit ihm, außer *Karlchen*. Der saß bei der Klassenfahrt sogar neben ihm. Auf der Rückfahrt. Denn die *Nacht* davor, im Schlafsaal, *weinte* der ganz *laut* ohne aufzuwachen. Jetzt versuchte *Karlchen* seinen üblichen Trick mit lustigen Geschichten. „Sein Vatter iss'n Säufer und die Mutter will sich scheiden lassen“, flüsterte er mir gelegentlich zu. Grund genug für sein saures Zitronengesicht, dachte ich, aber doch nicht *monatelang*. Oder war ich etwa wieder zu voreilig?

NOTIZEN:

13. Verdorbener Magen

Mascha ist meine große Schwester. Ihr erging es ähnlich wie mir. Vaters Erstgeborener sollte ein Pascha werden. Väter erwarten immer so viel von einem. Die Natur hat ihm dann das P ausgetrieben, und Mutter machte ein M daraus. Mutter weiß sich immer zu helfen. Wenn sie nach einem von uns durch das Haus rief, worauf beide oder keiner erschien, wurde ihr Ruf mit „Emm“ oder „Jot“ ausdrücklicher. Sie ist halt eine kluge Frau. *Mascha* ist ein Superwesen. Neben Mami mein einziger Schwarm. Sie ist so *feinfühlend* wie tausend Glöckchen, *zurückhaltend* wie ein Igel, *zart* und *hübsch* wie ein Engel. Und *gewissenhaft*, sag' ich Euch. Nichts darf in ihrem Zimmer verlegt werden. Die *totale Ordnung*. Ein ewiger Kampf mit ihrer schlampigen Zimmergenossin *Orpha*. Aber auch das meistert sie mit *Güte*. Kürzlich hatte sie Geburtstag. Im Zeichen des Krebses. Ziemlich heiß. Wie immer hatte sie alles mit genauester Hingebung vorbereitet. Spiele, Puppentheater, Kuchen, Obstschalen, Erdbeeren, Sauerkirschen, Milch, eine Menge kühler Getränke und natürlich viel Eis mit Sahne. Der Eisschrank war ausgebucht. Das Haus ebenso. Mehr als zwanzig Gackerlieschen und Schnattergänse. Eine echte Damenparty. Aber, man soll den Tag nicht vor dem Abend loben. Wir warteten also auf den Abend.

a) Der Abend fiel, und die Beschwerden begannen. Dicke, geblähte, gestaute, rumorende Bäuche, Bauchweh mit Krümmen und Strecken, Übelkeit und Schwarz-Vor-Den-Augen-Werden. Ein echtes Schlachtfeld für homöopathische Arzneien. Mutter hatte sie alle hergerichtet. – Die *rundlichen Schwachen* hingen in den Seilen. Nichts ging mehr. Nur ein dicker vorgewölbter *Oberbauch*. Kein Laut mehr, auch keiner im Bauch. Kurz vorm Vergehen gaben wir

Carbo vegetabilis D30

1 Gabe einmalig. Das schwüle Wetter hatte ihnen zugesetzt. Nach dem vielen Essen stockte der Kreislauf, streikte der Stoffwechsel. Nach einer halben Stunde hatten sie reichlich Luft zum Ablassen und genügend Luft zum Einatmen. Ein übler schwächender Durchfall hätte folgen können.

b) Kaltes Essen, Obst, Eis und Sahne waren die Übeltäter der *Übelkeit* lieber, schüchterner Mädchen. Blond, *rundlich, blaß* und still saßen sie in einer Ecke und warteten auf

Pulsatilla D30

1 Gabe einmalig. Dann kam ihr ranziges Aufstoßen in Gang und faulere Düfte am anderen Ende. Die Gänse schnatterten nach Hause und beehrten ihr Örtchen sicherlich mit einem deftigen Durchfall.

c) Die *roten Geschwätzigen*, die Mal-Heiteren, Mal-Ärgerlichen, hatten je nach Laune zu viel Eis geschleckt oder zu viel Kaltes getrunken. Nichts war ihnen recht zu machen, und widersprechen durfte man erst gar nicht. Jetzt waren sie müde, gähnten und

Nux moschata D30

1 Gabe einmalig, förderte Explosionen von leeren Rülpsern aus ihren prallen Wampen hervor. – Ist zu viel Luft im Kopf, wirkt die Arznei genauso stark.

d) Die Marathon-*Milchtrinker* quälten sich schon vorher mit Stichen, Krämpfen und Rumoren. Blonde Dicke oder dunkle Dünne rieben sich den Bauch, beugten sich zurück und gingen schimpfend auf und ab. Die Lust auf Spiel und Freude war vergangen. Mit Lust jedoch lutschten sie

Magnesium carbonicum D30

1 Gabe einmalig, um nicht in Streit zu verfallen. Oder um nicht zu glauben, sie seien jetzt sterbenskrank. Der saure Durchfall aber blieb unvermeidlich.

e) Selbst die *Sauer-Schlecker* hatten ihren heißen Tag. Obst und Sprudelwasser gab es zu Genüge. Erst wurden die übergewichtigen, unansehnlichen und unmanierlichen Rülpser mit

Antimonium crudum D30

1 Gabe einmalig, versorgt. Bei ihnen genügte schon das kalte Essen an diesem heißen Tag, um die üble Völle mit Würgen herauszutreiben. Oder einfach wahres *Überfressen*. Zittrige Schwäche und Elendigkeit waren ihre Begleiter. – Die eher Blassen mit der Vorliebe für *saure Kirschen* erhielten

China D30

1 Gabe einmalig. Nicht nur ihr Oberbauch, sondern ihr ganzer Bauch war eine Trommel, den man nicht berühren durfte. Ihre Rülpser waren ohne viel Erleichterung, und zusehends wurden sie schwächer.

f) Blieben uns die über, die mit Sicherheit alles *durcheinander* gegessen hatten, um ja nichts zu verpassen. Sie fühlten sich verkatert, wie nach einem Rausch, der aber mit

Nux vomica D30

1 Gabe einmalig, nicht immer verschwindet. Doch die drückenden Steine im Magen und das aufsteigende Säurelabor konnten zufriedenstellend zermalmt und gebunden werden.

g) Am übelsten fühlte sich *Mascha* an diesem Abend. Sie war *blaß, ausgelaugt* und total hin. Das *Eis*, die *Früchte*, das *kalte Trinken* hätte sie gar nicht angerührt. Wenn nicht ihre dämliche Gutmütigkeit wäre, die zu Nichts und Niemandem einfach „Nein" sagen kann. Sie wollte ihre Freundinnen nicht enttäuschen und hielt eben mit. Nun lag sie da wie *gekreuzigt*, wimmerte *unruhig* und hielt sich ihren *sterbenselendigen Magen.*

Arsenicum album D30

1 Gabe einmalig, verhalf ihr zum raschen Erbrechen, das sonst stundenlang angehalten hätte. Bis nur noch saures Wasser hoch gewürgt wird. So als hege man nur noch einen Wunsch im Leben: Zu sterben. Wir trösteten sie nicht nur mit unserer Arznei, sondern auch mit dem Abwasch und Aufräumen. Das waren ihre größten Sorgen.

NOTIZEN:

14. Blähkolik

Endlich war *Nicolas* geboren. Vater hatte es inzwischen aufgegeben, sich einen Pascha zu wünschen. Er war mit seinen Kindern älter geworden und gesetzter. Vielleicht hatte er von uns gelernt? Wir lernten ja auch einiges von ihm; was die Welt draußen betraf, seine Geschäfte und so. Meist sonntags beim Mittagstisch oder danach auf weichen Waldwegen, in duftenden Blumenwiesen oder an flüsternden Frühlingsbächen. Das war schon interessant. Er machte den Eindruck, recht glücklich zu sein, draußen in der Natur. – Also, einen Nikolaus wollten wir nicht, so nannten wir die Bereicherung der Familie kurzerhand *Nico*. Er war sehr niedlich, wie alle Babies. Das Besondere, das ihn von anderen unterschied, war, daß er unser war. So sah es auch *Tante Frieda*, die allerdings *Orpha* für das größte Geschöpf dieser Erde hält. Vater pflichtet ihr bei. Was für ein Triumvirat! Als dann *Nico* seine ersten Schreitouren startete, wurde er weniger niedlich. Mutter legte sich auf versteckte Blähungen fest. Jedenfalls war sein Bauch mächtig über den Brustkorb gewölbt. Sowas soll ja recht früh vorkommen. Schon in den ersten Monaten sogar. Doch wer von uns älteren Kindern hat nicht auch mal Bauchweh durch Blähungen oder Krämpfe um den Nabel erlebt. Oder besser: Wem liegt nicht mal ein Furz quer?

a) Wie immer waren „*Hausapotheke*" und „*Hausschatz*" unsere erste Zuflucht. Da war nur „Nabelkolik" zu finden. Sollten die Arzneien nicht ebenso für unser Übel zutreffen? Wenn die Art des Schmerzes und das Verhalten dabei stimmen, warum nicht. Jedenfalls fanden wir

Chamomilla D30

1 Gabe einmalig, passend für viele Kinder. So hitzig, *schwitzig*, *heiß* und *unausstehlich*! Mit *schrillem* Geschrei, *krümmendem* Weh und meist nur *einer* rot entflammten Wange. *Nico* hingegen streckte sich.

b) Ganz das Gegenteil zeigt sich im Bild dieses Kindes. Sein Gesicht ist *blaß*, die Beine *kalt bis über die Knie*, die Haut bläulich gezeichnet wie *Marmor*. Wie etwas eben Vergängliches, das noch rasch

Carbo vegetabilis D30

1 Gabe einmalig, bedarf, um die Geister zu mobilisieren, den Trommelbauch zu glätten, den Stuhl in Gang zu setzen. Nicht doch, wie kurz vorm Sterben sah *Nico* nicht aus.

c) Jetzt näherten wir uns schon eher der Familie. Wir entdeckten unseren Tageskind-*Mani*. Den ewig *Ungeliebten* mit den *vorwurfsvollen* Augen. Wenn immer er seine geliebte *Milch* trank oder *Früchte* oder *Gemüse* aß, überfiel ihn böses Bauchweh. „Es kneift und sticht", schrie er *wütend*, *krümmte* sich bis zu den Knien, versuchte *auf und ab* zu gehen, während er sich und die Welt *beschimpfte*. Mutter reichte ihm

Magnesium carbonicum D12

1 Gabe alle zehn Minuten, bis er nach zwei Gaben aufhörte zu *schwitzen*, *sauer* zu riechen, sauer zu sein. Bis die Winde wehten, und endlich der Durchfall nach draußen konnte.

d) Noch einen entdeckten wir. *Boris'* klugscheißenden Korinthenkacker-Freund. Der wie ein *hagerer* alter *Säufer* aussieht, dessen *Unterbauch* blähte, wißt Ihr noch, der versehentlich einen Pubs ließ, der *beleidigt* war, weil wir alle lachten. Eigentlich hat er den ganzen Tag schlechte Laune im Gemüt und launische Gase im Gedärm. Besonders gegen Abend, so zwischen 16 und 20 Uhr. Ich bin sicher, daß er auch einen Furz im Hirn hat, den man mit

Lycopodium D12

2 × 1 Gabe täglich regelmäßig, gewiß ablassen könnte. Sonst *verstopft* sich sein Darm und sein Alles-Besserwissen. *Nachts* haben Eltern und Mitbetroffene endlich *Ruhe*. Seine üble Laune ertränkt er in tiefem Schlaf.

e) Oh, da kommt uns endlich einer entgegen, der sich, wie *Nico*, *rückwärts beugt*. Das muß es sein, dachten wir. Doch dem war nicht so. Da steht ja alles auf dem Kopf! Der Schmerz sitzt mehr *rechts*, zieht hoch zum *rechten Schulterblatt* und plagt den Gebeugten nur *nüchtern*. Nüchtern bezieht sich nicht auf alte Säufer, sondern auf lange Eßpausen oder auf die frühen Morgenstunden. Leichtes Essen und

Mandragora D12

1 Gabe alle 10 Minuten und später 2 × täglich, lindern den Schmerz. Das war recht ungewöhnlich. Nun ja, die *Alraune* ist das Kraut der *rot gedunsenen* Hexenköchin. Vorsicht!

f) Armer *Nico*! Mußte so lange warten, bis wir klüger waren. *Blaß* und *schweißig* lag er auf dem Boden, den *Rücken gestreckt*, stocksteif wie die Seufzerbrücke in Venedig. Die Qual schien kein Ende zu nehmen. Zwischendurch rüttelten *heftige* Anfälle am *Dauerschmerz*.

Dioscorea D4

1 Gabe alle 10 Minuten, und Mutters zarte Rückenmassagen setzten den Blähungen und dem Geschehen ein stinkendes und wohliges Ende.

NOTIZEN:

15. Nervöses Erbrechen

Wenn einer von uns zu Mutter winselt mit „mir ist übel", fragt sie gleich zurück „*wo* ist Dir übel". Sie hat schon recht. Im Grunde wissen wir ganz genau, wo was sitzt. Man muß uns nur fragen. Also, wenn's im Darm sitzt, dann war der Wurm in der Nahrung; im Magen sitzt es, wenn wir aufgeregt sind; in der Leber, wenn die ärgerliche Laune schmort; im Herzen, wenn die Seele sich verdunkelt. Und die Lunge nimmt uns die Luft weg. Da soll's einem nicht zum Kotzen sein! Anlaß gibt es reichlich. Die Angst vor bestimmten oder unbestimmten Dingen. Der Ärger über die Welt oder über sich selbst. Die Aufregung vor Ereignissen in der Schule oder vor den Folgen meiner Faulheit. Der Kampf mit der Umwelt oder die Verkrampfung meiner Seele. Der Kummer über Enttäuschung oder der Ärger über meine Täuschung. Je nachdem, wie man es ansieht. Die Frage ist, ob das Glas mit Wasser halbvoll ist oder halbleer. Irgendwann steht uns das „Wasser" bis zum Hals, und das Erbrechen hat es nicht mehr weit, sich zu befreien. Das Theater drumherum ist gut geprobt auf eingespielter Bühne. Vorhang auf!

a) Im letzten Sommer vor der großen Schule eroberten wir Burgen. Vor allem Ritterburgen liebte ich. Die vielen Geheimgänge, dicken Mauern, Türme. Mir wurde plötzlich *dusselig* im Kopf. Beim *Treppensteigen* verlor ich meinen Mut. Mein Eroberungsdrang rutschte mir in die Hose. Runterschauen konnte ich erst gar nicht mehr. Es *zog* mich eigenartig nach *unten*. Mein Magen fühlte sich an wie ein wankendes Schiff auf *schwindelnder*, hoher See. Auf der Burg waren die Zinnen mein Halt, zuhause war es Mutter. Sie sorgte sich um die *Bauchkrämpfe*, die mich zunehmend quälten. So als hätte ich eine Waschfrau verschluckt, die meine Magenwand mit Super-Reiniger schrubbte. Hatte ich Angst vor der Schule? Ich freute mich doch. Machte ich mir was vor? War mein Mut tatsächlich *in die Hose* gerutscht? Dann fing ich an, jämmerlich zu *würgen*. Immer wieder. Und jedesmal rutschte mir gleichzeitig ein *Klecks* aus dem Hintern. Jetzt war klar, daß nur

Argentum nitricum D30

1 Gabe einmalig, notfalls täglich, den alten Helden wieder zurechtbasteln konnte. Mutter meinte, ich hätte mich nur *aufgeregt* aus Furcht, meinen geliebten Spielpark nie mehr wiederzusehen. Denn „jetzt beginnt der Ernst

des Lebens", hörte ich *Tante Frieda* zwitschern. „So ein Unsinn!", berichtigte Mutter, nachdem ich ihr alles anvertraut hatte. „Du gehst in die Schule, wie Vater zu seiner Arbeit. Jeden Tag. Jeder geht seiner Pflicht nach. Aber das Wesentliche im Leben lernst Du nicht in der Schule." Darüber mußte ich lange nachdenken und vergaß zu bemerken, daß mein Bauch heile war.

b) Den *Zornigen* kennen wir schon. Er *ärgert* sich über Himmel und Hölle, als habe er sie für sich allein gepachtet. Er *stampft* auf den Boden, wird immer *hitziger, schwitziger*, nur nicht witziger. *Rot* entflammt seine Birne wie ein Feuerball. *Schrill* hallen Zornesschwüre durch die häuslichen Gemächer. Bis er seinen Ärger in hohem Bogen ausspeit. Doch nicht genug. Er *schmeißt* sich auf den Boden, *strampelt, schreit* aus vollem Hals wie Brunhilde ihre Rache. Den möchte ich einmal *Tante Frieda* zum Geburtstag schenken. Die nähme ihn auf den Arm und triumphierte „siehste, ich hab' ihn beruhigt." Reine Theorie. Alles geht *von vorne* los bis zum Erbrechen, bis zum Kotzen von Müttern, Geschwistern und *Tante Frieda*. Ein Eimer eiskaltes Wasser, ungeniert drüber geschüttet und eine Flasche mit

Chamomilla D30

1 Gabe einmalig, an den Kopf geworfen, in den Mund geschüttet, läßt alle erleichtert aufatmen. Endlich Ruhe. Probiert es mal. Es wirkt Wunder bei solch einem *runden, widerlichen* Hitzekloß.

c) Der hier ist eher ein *blasser, drahtiger* Spucker. Ewig *übelgelaunt*, ewig *reizbar* wie ein Flitzebogen. Was er auch anfaßt, nichts gelingt ihm so recht, weil sein Ärger stetig an seinem Magen frißt. Er *schikaniert* die Mütter, die Geschwister, die Oma. Und alle rennen, weil sie Angst haben vor den *sauren* Launen des mürrischen jungen Herrn. Gelegentlich eine deftige Tracht Prügel zusammen mit

Nux vomica D30

1 Gabe einmalig, notfalls täglich, glättet die Durchsäuerung seines Magens, seiner Miene und seines Gemütes. *Nux* ist ein echter Friedensspender für ein gemütliches Heim. Auch für Väter, die morgens mit der Bildzeitung das Häuschen blockieren oder beim Sonntagsspaziergang mit verschränkten

Armen auf dem Rücken ihrer Familie ärgerlich drei Schritte vorauseilen. Mit dieser Arznei ist der Rest des Sonntags gerettet. Ich schwöre es! Sonntags drauf, bitte nicht vergessen: Zum Frühstück servieren!

d) Am schlimmsten ist sicher die Angst. Wer behauptet, er habe keine, überschätzt sich und unterschätzt die Tücken des Teufels. *Mascha* war wohl eher behext. Die *Angst* stand ihr ins Gesicht geschrieben. Jede Klassenarbeit das gleiche Theater. „Hab' ich auch alles *richtig gemacht?*" Diese Frage hämmerte in ihrem Gehirn, folterte ihre Gewissenhaftigkeit vorher und nachher. Obwohl sie die Beste in der Klasse war. Wer soll das noch verstehen! Nachts kroch sie zur Toilette und übergab sich herzzerreißend. Sie kniete vor der Schüssel und würgte ihre Sorgen heraus, bis sie leichenblaß „ein Schlückchen warmen Tee, bitte" und nach

Arsenicum album D30

1 Gabe einmalig, verlangte. Seitdem ist *Arsen* zum wichtigsten Bestandteil ihrer Schultasche geworden. Es könnte ja jemandem in der Schule ähnlich ergehen. *Gütiges* Wesen. Was habe ich mitgelitten.

e) Ganz das Gegenstück ist dieser *blonde, verzogene Bengel.* Unordentlich, unzufrieden und starrköpfig. Sein Kopf hat tatsächlich so was *Starres.* Ewig redet er *verkrampften* Mist. Wie man die Leute *tricksen* kann. Richtig *verdorben.* Bei den Lehrern läßt er seinen *Charme* raus, um damit seine schlechten Noten wettzumachen. Aber zu Hause zieht er eine *üble Schau* ab, wenn ihm was nicht paßt. Da *schreit* er wie ein Ferkel am Spieß. Echt zum Kotzen, sag' ich Euch. Bis er erbricht. Dann liegt er *wie tot* da, blaßblau, verkrampft und starr. Ich denke mir,

Cuprum D12

2 × 1 Gabe täglich, schafft es nicht alleine seinen Liebreiz zu fördern. Er braucht Grenzen, Schranken und Eltern, die sie ihm mit Nachdruck in den Kopf setzen.

f) Irgendwie müssen der Magen, die Leber, das Herz schon schwach sein. Denn die Schwächen der Seele toben sich im Körper nur an seinen schwachen Stellen aus. Logisch? Der Körper ist doch nur ein Instrument für das

Orchester meines Geistes, für das Frohlocken und für die Klagelieder meiner Seele. Ich meine, Ihr Großen müßt schon aufpassen, wenn wir Kleinen spucken. Es könnte der Bauch schon wirklich angegriffen sein. Oder eine Vereiterung versteckt sich hinter den Mandeln, im Ohr, im Blinddarm. Auch das macht übel und uns übellaunig. – Hier sind es die *Würmer.* Die kleinen unsichtbaren Biester, die nachts in der Bettwärme aus dem Darm kriechen und heftig jucken. Sie krabbeln im ganzen Körper herum. Machen ihn schrecklich *nervös.* Ihm *juckt* nicht nur der Hintern, ihm juckt das ganze Fell. Überall, wo der Körper Öffnungen gelassen hat, *zupft* er herum: An der Nase, an den Lippen, am Schnösel oder am Möschen. Alles bewegt sich *haspelig* an ihm. Auch der Magen. Hin und her, bis er sich nach außen stülpt und mit

Cina D6

3 × 1 Gabe täglich, auf seinen Platz verwiesen wird. Sollte dieser Zappelphilipp ulkige *Grimassen* schneiden und *krampfhaft* mit den Augen *zwinkern* oder gar *schielen*, dann ist die Wahl ganz meisterhaft getroffen.

NOTIZEN:

16. Fieberkrämpfe

Die Suche nach der richtigen Arznei ist ein wirkliches Familienunternehmen. Alle machen mit. Selbst Vater, wenn er gut gelaunt ist. Oder ich sag' mal, wenn er nicht zu müde ist. Diesmal gab uns *Nico* wieder Anlaß zu allerlei Studien. Die Fieberarzneien beherrschen wir schon ganz gut auswendig. Werden auch ziemlich oft benutzt. Nicht nur bei uns, sondern vielmehr draußen bei Nachbarn, Freunden und bei allen, die eben langkommen oder anrufen. Mutter unterhält eine regelrechte „Hot Line" am Telefon. Deswegen ist auch unser Doktor so nett und steht ihr bei manchen unklaren Problemen zur Seite. Daß ich mich immer so verplappere! Also, Fieber ist klar. Aber Fieberkrämpfe sind schon ein harter Brocken. Ziemlich durcheinander das Ganze. Rote und Blasse und solche, die im Wechsel rot und blaß sind. Mutter meinte, *Nico* habe vielleicht eine Neigung zu Krämpfen, da er bereits Bauchkrämpfe hatte. Deshalb hieß es, sorgfältig studieren.

a) Das erste Kind kennen wir gut. Nach einem ganz normalen Tag steigt gegen Abend plötzlich das Fieber. Vielleicht hatte es einen *kalten Zug* bekommen. Oder die *Zähne* brechen durch. Der Kopf wird *hochrot*, die Haut dampft *heiß*, die Schlagadern *pochen* am Hals, die Augen *glänzen*, die Pupillen sind groß. Arme und Beine bleiben *kalt*. Trotz Hitze ist es *zugedeckt*, hat *großen* Durst, trinkt *ständig*, aber *wenig*, will kein Licht, keinen Lärm. Kurz, will seine Ruhe. *Benommen* liegt es da, wird *unruhig*, fängt an, *wirres* Zeug zu faseln, *stöhnt*, schreckt auf, schreit. Das Gesicht *zuckt*, die Zähne *knirschen*, der Kopf ist nach hinten gezogen und *rollt* hin und her. Endlich erlöst es

Belladonna D30

1 Gabe einmalig in Wasser gelöst und alle 5 Minuten ein Löffelchen eingegeben. Vermeidet auf jeden Fall, daß Ihr ans Bett stoßt. Das genügt, um einen Krampf auszulösen. Besonders *nachts*. Wenn es ihm besser geht, erzählt es Euch von *schrecklichen Ungeheuern*, die es bedrohten. Der Spuk ist vorbei.

b) Auffällig bei diesem Kind ist, daß es fast alle Erscheinungen von *Aconit* zeigt. Ihr wißt ja, das hat: Plötzliche, *hochrote*, trocken-heiße Haut und die große Angst. Aber genau diese fehlt bei ihm. Überhaupt keine *Angst*. Wenn Ihr da schon

Veratrum viride D30

1 Gabe einmalig, gebt, dann vermeidet Ihr, daß es *blaß* und *kalt* wird. Daß sein *Gesicht* einfällt, zuckt und sich *verzerrt*. Daß der Kopf, wie bei allen, zurückgezogen ist. – *Nico* war auch blaß, aber von Anfang an.

c) Vielleicht ist der hier *geblendet* oder *erschreckt* worden oder war zu lange in der *Sonne*. Jedenfalls ist sein Fieberzustand leicht von den anderen zu unterscheiden. Er liegt da wie in *tiefem* Schlaf. Sein auffallend *dunkelrotes, gedunsenes* Gesicht ist mit heißen Schweißperlen bedeckt. Die Pupillen sind ganz eng. Sein Bauch ist mächtig *aufgebläht*. Aber keine Geräusche da drinnen. Totenstille. Kein Stuhlgang. Auch *keine* Schmerzen. Der Puls ist ungewöhnlich *langsam*. Das genügt, um ihm

Opium D30

1 Gabe einmalig zu geben. Bevor er wie betäubt *schnarcht, röchelt* und an allen Gliedern *zuckt*. Nicht nur sein Kopf, sein *ganzer Körper* bäumt sich rückwärts. Schnell handeln, sonst trocknet er aus.

d) Sommerzeit. Zeit der *Durchfälle. Rotes* Fieber mit großer *Hitze* und *kaltem* Schweiß. Kuschelt sich *unter* die Bettdecke, wird schwach, *ängstlich* und *weint*. Er beginnt zu *gähnen*, rollt seine tiefliegenden Augen *nach unten*(!). Plötzlich fährt er heftig krampfend hoch, seine Hände sind zur *Faust* geballt, als ringe er nach

Aethusa D6

1 Gabe alle 5 bis 10 Minuten. Auf der Oberlippe verläuft eine *horizontale* Erkennungsmarke. Eine *perlweiße* Linie. Frage an alle: „Verträgt dieses Kind wirklich *Milch*?"

e) Es beginnt wie beim *Aethusa*-Knaben. *Rot*, heiß und *trocken*. Er wickelt sich ins Bett ein. Aber *kein* Schweiß, *kein* Durst. Dann kriegt er

Gänsehaut, *fröstelt* und wird *blaß*. Dann wieder rot, dann wieder blaß. Bis er sich *gelb* ärgert. Das sollte uns warnen, und an

Nux vomica D30

1 Gabe einmalig, denken lassen. Denn bald verfärben sich seine Fingernägel *blau*, und er krampft am *ganzen Körper*. Kopf nach hinten, Zähne zusammen, Mund verzerrt. Ähnlich sieht er aus, wenn er sich ärgert. Auch da können *Lärm* und *Berührung* einen Anfall auslösen. Oder hat er sich durch *Zugluft* erkältet?

f) Auch dieser Knabe *schlummert* tief benommen wie das *Opium*-Kind. Doch *blaß* und *kalt* ist er, mit *kaltem* Schweiß bedeckt. Der Puls ist *nicht* zu tasten. Er *runzelt* seine Stirn nach oben, *niest*, *erbricht* und läßt unter sich. Er *zupft* an der Nase, an den Lippen, *kaut* mit den Kiefern. Mit *weiten* Pupillen, *schielendem*, leerem Blick *rollt* er seinen Kopf hin und her und *haut* sich mit der Faust dagegen. Ein *schriller* Aufschrei durchstößt den Schlummer, und die *Hälfte* seines Körpers krampft wie eine Spirale. Die andere Hälfte liegt da wie *gelähmt*.

Helleborus D4

1 Gabe alle 10 Minuten, kann dieses Kind vor dem Tod im Krampf retten. *Blässe* ist immer ein *bedrohlicher* Zustand. Ob es wohl *Scharlach* hatte oder sich eine *Hirnhautentzündung* anbahnte?

g) Diesmal hatten wir *Nicos* Arznei schon früher gefunden. Denn sie ist die *erste* Arznei, an die gedacht werden muß, wenn Kinder von Anfang an *blaß* sind. Nur die Lippen sind *purpurrot*, bevor sie *bläulich* werden. Die Haut ist *kalt* und *feucht*. *Nico* verzerrte plötzlich sein Gesicht, zuckte an den *Gliedern*, ballte seine Faust, den Daumen nach innen, sein Kopf fiel *nach vorne*. Er *stöhnte* jämmerlich. Da lag er *starr*, blau, wie tot. Noch eben kamen wir mit

Cuprum D30

1 Gabe in Wasser gelöst, zurecht. Ob er wohl *Masern* hatte, die nicht richtig ausbrechen konnten? Oder *Angst*, von der wir nichts wußten? Wir haben es nie erfahren, aber die Krämpfe blieben seine Vergangenheit.

NOTIZEN:

17. Migräne

Den Unterschied zwischen Kopfschmerz und Migräne habe ich nie begriffen. Also schaute ich endlich mal nach. Und fand: Kopfschmerz hat was mit Nerven zu tun, Migräne etwas mit Gefäßen. Migräne leitet sich aus dem Griechischen ab. Aus *hemi* gleich halb und *kranion* gleich Kopf. Es sei ein „intensiver, halbseitiger, pulsierender, periodischer" Kopfschmerz. Also doch ein Kopfschmerz. Es steht im Lexikon. Wie dem auch sei, wir müssen ja nicht alles wissen. Hauptsache, wir wissen, wo wir es nachlesen können. Könnte das nicht ein neuer Grundsatz für die Schule werden? Da gäbe es sicher weniger Kinder mit Schulkopfweh. Aber ich will hier nicht über Kopfschmerz reden. Darüber steht genug zum Nachlesen in der *„Hausapotheke"*. Die Migräne bei Kindern ist es, die mich fasziniert. Wenn ich mich auch manchmal über Wehwehchen anderer lustig mache, bei solch einem Kind falle ich in Schweigen und leide ehrlich mit. Was gibt es schöneres, als einen klaren Kopf! Also habe ich mit Mutter geforscht. Nicht unter den großen Arzneien, die man *Polychreste* nennt, sondern unter den kleinen. Doch was soll der vielsagende Unterschied. Groß oder klein. Wenn eine Arznei hilft, ist sie immer groß!

Anlaß zum Nachforschen gab uns ein kleines Mädchen aus der Nachbarschaft, das ich im Spielpark traf. Ihr war öfter *übel*, und sie *legte sich* auf eine Bank. Ganz *blaß* war sie und leicht *gedunsen*, vor allem um die Augen. „Komm, ich bring' Dich nach Hause", bot ich ihr an einem dieser Tage an. „Ich kann nicht *hoch*, mir wird *schwindlig*." *Karlchen* und ich schleppten sie für alle Fälle ab. „Schon wieder", meinte ihre Mutter. Sie wußte wohl Bescheid. Meine Neugier veranlaßte mich zum Verbleib. Sie habe öfter fürchterliches Kopfweh mit *steifem Nacken, vorher* sehe sie Farben oder Schnee. Und es sei ihr so elend. *Später* erbreche sie. „Wenn sie nur *Essen riecht*, dann erbricht sie schon." Armes Wesen, dachte ich und sah, wie ihr *Herz* am Hals *pochte*. „Reden Sie doch mit meiner Mami. Die weiß immer Rat." So geschah es, und wir fanden

Digitalis D3

1 Gabe alle 10 Minuten, wenn akut, sonst einmal täglich morgens. Wer kennt nicht den naturgeschützten *roten Fingerhut*. Er wächst ja in unseren

Gegenden. Bisher aber kannten wir ihn nur als großes Medikament für Herzkranke. Die Homöopathie hat ihn noch stärker und größer gemacht. Sie hat die versteckte Kraft der Schöpfung in ihm freigesetzt, die auf uns übergeht, sobald wir uns öffnen. Mund oder Seele. Für unser Nachbarmädchen jedenfalls war er die größte Arznei.

NOTIZEN:

18. Impetigo - Eitergrind

Die Haut ist ein empfindsames Organ. Sie atmet. Deswegen pflegen wir sie. Aber bitte nicht mit Salben, Anti-Riech-Essenzen und Anti-Schweiß-Stiften. Das stört ihr natürliches Milieu, sagt Mutter. „Und manches, was sie ausatmen muß, wird unterdrückt. Nach innen verscheucht, sucht sich das einen anderen Weg und macht krank." Also, nur einfach mit Wasser und Seife und nicht dreimal am Tag. Damit Ihr nicht als Bakterienhasser mit Reinlichkeitsfimmel verschrieen werdet. Bakterien leben nämlich mit uns überall in unserem Körper. Und wir leben friedlich mit ihnen. Sie müssen nicht krank machen. Wenn wir aber schwach sind, vermehren sich die Bakterien und können eine Eiterung hervorrufen. Bei der *Eiterflechte* ist das so ähnlich. Sie beginnt mit *Bläschen* und *Pusteln*, die schrecklich *jucken*. Sie brechen bald auf; ihr Inhalt bricht nach außen, trocknet ein und schält sich ab.

a) Am häufigsten befällt die Eiterflechte das Gesicht und die behaarte Kopfhaut. Ziemlich schnell breitet sie sich aus. Wenn die Pusteln und Bläschen dann aufbrechen, sondern sie eine *zähe, gelbe* Flüssigkeit ab. Sie *trocknet ein* und liegt auf dem Ausschlag wie eine *dicke, große, gelbe* Eiterkruste. Daher der Name. Ihr braucht sie übrigens nicht zu waschen. *Wasser entzündet* sie noch mehr. Statt dessen nehmt die *beste* Arznei dafür, die Ihr als

Antimonium crudum D4

3 × 1 Gabe täglich, kennt. Sicher habt Ihr sie schon bei den Windpocken benutzt. Da sieht das Bild so *ähnlich* aus. Mehr und mehr sprießt sie wie aussätzig auch an den Händen. Besonders im *Sommer*. Sie mag einfach keine Sonnenstrahlen. Ist sie dort nicht eitrig, dann blättert sie in trockenen Hautfetzen ab. Darunter erscheint die Haut wie neu.

b) Es gibt einen Ausschlag, der nur im Gesicht auftritt, meist um den Mund. Er beginnt mit Pusteln wie *Herpes* oder Erkältungsbläschen. Sie sind in einem *Kreis* angeordnet wie Ringelreihen, bevor sie zusammenfließen und die bekannte Eiterplatte bilden. Berührt die Pusteln nicht! Sie *brennen* scheußlich und brauchen ziemlich früh

Cicuta D6

3 × 1 Gabe täglich, um einzutrocknen. Bei den Vätern, die mit ihren Bärten so gern ihre Männlichkeit zur Schau stellen, versteckt sich diese Art Eiterflechte genau dort. Da drinnen scheint es *wärmer* zu sein als auf der schönen glatt rasierten Haut. Das findet die *Bartflechte* ganz vorzüglich.

c) Manchmal wird die Eiterflechte verwechselt mit einem *Eiterschorf*, der halt genauso aussieht. Er beginnt jedoch nicht mit Bläschen, sondern gedeiht auf kleinen *eitrigen Hautstippchen* oder auf einer Wunde, die ewig nicht heilen will. Hier kann man aber ohne Beschwerden mit klarem Wasser dran herumfummeln. Nur *warm* sollte es sein. Denn nicht nur der Schlaf, auch der ganze Kerl ist übermäßig empfindlich auf Kaltes, Kühles und Zugluft. Deswegen geht er mit einem wollenen Turban und mit Halstuch zu Bett. Zumindest solange, bis er

Hepar sulfuris D200

3 Gaben im Abstand von 12 Stunden, wenn akut, kennenlernt und sich seine Abwehr stärken wird. Jetzt ist aber genug von Eiter und Aussatz.

NOTIZEN:

19. Nachtverkehr

Alles fängt damit an, daß Ihr Großen uns glauben macht! An den Nikolaus, ans Christkind, an den Osterhasen, an die Gestalten der Märchenwelt. Das ist wunderschön. Kaum sind wir ein bißchen älter, bemüht Ihr Euch, uns weiszumachen, daß das alles gar nicht so sei. „Das gibt es doch gar nicht, sind nur Geschichten." Tagträume nennt Ihr sie ab jetzt. Manche sagen es deutlicher, wie „ach, Unsinn, Blödsinn, Hirngespinste". Was ich bei meinen Kumpels so hören muß, sag' ich Euch! Beschämend. Da soll einer noch zurechtkommen. Dabei ist doch alles richtige Wirklichkeit. Voll von Elfen und Gnomen, Geistern und Teufeln, Engeln und Feen. Sie tanzen, singen und erzählen, verschüchtern und verängstigen, sind böse und gut. Unsere Gefährten sind sie, Feinde oder Freunde, mit denen wir spielen oder gegen die wir kämpfen. Und das nicht nur am Tag, sondern auch in der Nacht. Da kehren sie wieder. Einer nach dem anderen. Erschrecken uns und besänftigen uns, bekämpfen uns und beschützen uns. Das ist unsere Welt! Mutter darf sie mit uns teilen, weil sie versteht, was in ihr geschieht. Außerdem meint sie „in den Flegeljahren wird ohnehin so manches anders". Aber jetzt greift sie öfter ein, führt uns, erklärt und tröstet. Vor allem nachts. Wenn einer nach dem anderen aus unseren Zimmern ins Zimmer der Eltern wandert. Laut, leise, erschreckt oder weinend. Oder einfach, weil es da drinnen so schön warm ist.

a) *Nico* hat es am kürzesten. Er schläft immer noch im Elternzimmer. Obwohl er das schon drei Jahre genießt. „Ist sein volles Recht", sagt Mutter. Recht hat er, wir haben es auch mal genossen. Jetzt schläft er gut durch, aber es gab eine Zeit, da wollte er einfach nicht einschlafen. Da stand er mit seinem Nuckelkissen, kaum daß Mutter ihn gebettet hatte. Er schien sehr *aufgeregt*. Die *Angst* färbte sein *blasses, schlankes* Gesicht mit erschreckender *Röte*. „Es *passiert* was, Mami. Der *Sensenmann* kommt, ich muß *sterben*", winselte er. Der Sensenmann kam jeden Abend, und *Nico* ließ sich von Mutter und von

<u>Aconitum D30</u>

1 Gabe an maximal drei aufeinanderfolgenden Abenden, zur Nachtruhe streicheln. Noch einige Abende danach kam er herausgewandert. Grinsend

strahlte er uns an: „Mami, der Sensenmann!“ Klang eher heiter?! „Komm her“, lächelte Mutter ihm zu, gab ihm einige Kinderkügelchen (Globuli ohne Arznei; gibt es beim Apotheker; *Anm. d. Red.*), und *Nico* huschte zufrieden ins Bett.

b) Wir älteren Geschwister haben nachts unsere Türen offenstehen, um den Pendelverkehr zu erleichtern. Früher wenigstens. Jetzt muß ich mich gelegentlich mit *Orpha* verbünden. Sozusagen als Gelegenheitsallianz gegen die zwei Größeren. Die wollen die Türen geschlossen haben. Ach, was tut man nicht alles, um seine Kinderrechte zu verteidigen. Gelegentlich litt *Orpha* nämlich unter entsetzlichen Träumen. Erst begann sie zu reden, zu singen oder zu lachen. Dann aber knirschte sie mit den Zähnen, schrie laut auf und *kämpfte gewaltig*. Einmal, kurz *vor Mitternacht*, durchdrang ihr *Aufschrei* unseren Schlaf derart, so daß wir uns alle vor ihrem Bett einfanden. Mutter rüttelte sie wach. Oje, das hätte sie wohl besser *nicht* tun sollen. *Feuerrot* in Schweiß getaucht und mit teuflisch *glänzenden* Augen *schlug Orpha* auf uns ein, *bellte* und *biß* wie ein tobsüchtiger Hund, *zerriß* ihr Nachthemd und *floh* in eine Ecke, um uns auszuweichen. Als sie endlich weinte, tröstete Mutter sie mit Streicheln und

Stramonium D30

1 Gabe einmalig. Einige Nächte ging es ihr gut. Dann schauerte ihr Schreien wieder durch das Haus. Diesmal wurde es die längste Mitternacht unseres Lebens. Mutter wollte genau wissen, was sie geträumt hatte. Jetzt. Morgen sei es zu spät. „Es war wie ein Schloß, ein großer schöner Saal, wie ein *schönes Fest*. Alles *glänzte* mit *roten* Strahlen“, erzählte sie begeistert. Aber nicht lange. „Dann kamen plötzlich *Geister* auf mich zu und ... “, sie weinte bitterlich, „und haben so *schreckliche Geräusche* gemacht. Schrecklich, Mami!“. Mutter war sich sicher, daß sie ihr nicht ganz die rechte Arznei gegeben hatte. Ein *Stramonium*-Kind zerreißt nicht seine Kleider, *wacht* auch überhaupt *nicht auf*. Und wenn schon mal, berichtet es von *schrecklichen Fratzen* und *tierähnlichen Ungeheuern*. – Das waren so ihre Überlegungen und diesmal griff sie nach

Belladonna D30

1 Gabe einmalig und wiederholte die Gabe bedarfsweise an weiteren 2 Abenden. Danach war sehr lange die Welt der Träume und *Orpha* selbst in bester Ordnung.

c) Bei der nächsten „homöopathischen Beichtstunde“ im Mütterkreis erwähnte Mutter *Orphas* Nachtwelt. „Bei meinem ist's auch so *vor Mitternacht*“, rief eine Dame dazwischen. Sie sind ja immer froh, ihre eigenen Probleme loszuwerden. „Er schreit plötzlich auf, in *Schweißperlen* gebadet und sieht fast *dunkelrot* aus. *Kämpft* ganz *wild* mit irgendwelchen Einbildungen.“ Inzwischen spielten wir Kinder. Ich fand, er war ein dicker Mops, der mal lustlos in der Ecke saß oder mal mitmischte, als sei er der *Held* aller Sagen. Mutter hat

Opium D30

1 Gabe einmalig, zum Ausprobieren empfohlen. „Weißt Du“, sagte ich zu ihr am Abend, „der hat den ganzen Nachmittag mit seinem Holzschwert einen *Drachen* bekämpft.“ Wenn ich Mutter lächeln sehe, weiß ich, daß sie die rechte Arznei gefunden hat. „Ah!“, bemerkte sie, „dann war das doch ein *Schock* für ihn“. Ich wußte nicht, wovon sie sprach, aber meistens hatte sie recht.

d) Eine andere Dame bemerkte, daß ihr Kind seit kurzem *sehr spät einschlafe* und dabei so *unruhig* sei. „Seit wann ist das so?“, fragte Mutter zurück. Sie sei vor drei Monaten beim Kinderarzt gewesen. Der meinte, es sei *blutarm* und verschrieb einen Eisensaft. Den trichtere sie ihm seitdem ein. Mutter empfahl ihr unseren Doktor für die Blutarmut. Inzwischen dachte sie,

Passiflora D2

20 Tropfen vor dem Zubettgehen, könne die *Folgen der Eisenbehandlung* beseitigen. Sollte man sich gut merken. Bei so vielen Eisenmedikamenten. Und häufig bereits im Mutterleib!

e) Da gibt es Kinder, die, ähnlich wie *Boris*, sich beim Einschlafen die *Fersen* auf dem Leintuch *aufscheuern*. Sie sind so unruhig wie ein Bienenschwarm. Deswegen bewegen sie ihre *Beine* auf und ab, als säßen sie auf einem *Tretrad*. Mutter pflegt das bewährte

Zincum valerianum D30

1 Gabe vor dem Schlafen, zu empfehlen. Manche solcher *Radfahrer rollen* gleichzeitig ihren *Kopf* auf dem Kissen hin und her. Das scheint ihre Nerven zu beruhigen. Einfach ausprobieren! Ich meine die Arznei, nicht das Auf und Ab, Hin und Her.

f) Jetzt habe ich mich wieder verplappert. Wollte doch von *Mascha* erzählen, was sie mir mal gestanden hat. Sie wird ja immer hübscher und lieber. Ihr kennt ja ihre *Genauigkeit* schon und ihre Angst, vor Klassenarbeiten *nicht genug gelernt* zu haben. Inzwischen schläft sie wie ein gesundes Fohlen. Sehr lange aber hatte sie eine *panische Angst*, allein zu sein. Nachts ganz besonders. Da kamen ihr *schwarze Gestalten* entgegen, und sie fürchtete, sie müsse *sterben*. Unser Doktor habe ihr damals

Arsenicum album D12

2 × 1 Gabe täglich, gegeben und für lange Zeit habe sie Ruhe gehabt und nur noch von Elfen geträumt. Aber der *Tod* habe sie immer noch beschäftigt. Ja, ja. Das ist *Mascha*, ein Traum von Mensch. So *klug* und *gütig*. Ich glaube, sie würde sich für jeden ihrer Lieben ans *Kreuz* nageln lassen, sogar für ihre Meerschweinchen.

g) Mein *Robi* kann auch *nicht allein* sein. Und da er Einzelkind ist und so fürchterlich *adlige* – oder eingebildete(?) – Eltern hat, schläft er am liebsten bei mir. Ich kraule ihm dann den Rücken. Das hat er so gern wie ich. Dann schläft er ruhig ein. Er sagt, wenn er allein schlafen muß, dann überkomme ihn fürchterliche Angst. *Fratzen* kämen aus der Zimmerecke oder aus der Tapete und *grinsten* ihn so *hämisch* an. Ich meinte, er solle mal wieder sein

Phosphorus D30

1 Gabe einmalig, schlucken. Aber er fuhr ununterbrochen weiter. Es sei mal so schlimm gewesen, daß er mitten in der Nacht *nackt* auf die *Straße*

gerannt sei. „Na, Du kannst Dir ja die Leute vorstellen. Das war ein Theater! Aber irgendwie war ich nicht mehr allein.“ Ich wiederholte meine Empfehlung nicht, sondern stieg wortlos aus dem Bett und handelte. „Kraul mich“, hörte ich ihn eben noch, und beide waren wir tief in unserer Welt.

h) Von *Karlchen* muß ich Euch erzählen. Er hat ja sonst niemanden, mit dem er vernünftig reden kann. Ist so allein zu Haus. Ich merkte seit einiger Zeit, daß er morgens müde in der Schulbank herumhing. „Ooch, weißt Du, es ist so“, begann er umständlich. „Ich kann so schlecht schlafen. Am liebsten würde ich meine *Augen* erst gar *nicht zumachen*. Weil ich sonst *Einbrecher* und *Geister* um mich sehe. Die erschrecken mich so. Mache ich die Augen auf, sind sie weg! Also halte ich mich wach. Solange bis ich von nichts mehr weiß.“ Ich dachte, es ist Zeit, ihn vorerst wieder mit

Calcium carbonicum D12

2 × 1 Gabe täglich, zu stärken. „Am Wochenende schläfst Du bei uns. Dafür verbürge ich mich“, versprach ich schützend. „Danke, *Jascha*“, antwortete er *bescheiden*, „Du bist immer so gut zu mir.“ Am folgenden Tag erschien er recht frisch in der Schule. Ging es ihm schon besser?

NOTIZEN:

20. Lügen

Wer behauptet, er lüge nicht, ist ein seltsamer Heiliger. Lüge ist ja nicht gleich Lüge. Da gibt es mächtige Unterschiede. Notlügen, zum Beispiel, oder Angst, Feigheit, auftrumpfen, jemanden beeindrucken wollen und tausend Phantasien, Wahrnehmungen und Luftschlösser, an die wir glauben, nicht glauben oder glauben möchten. Andererseits ist es gar nicht so leicht, ehrlich zu sein. Dazu müssen wir offen sein und ein gutes Gewissen haben. Haben wir das? Selbst unsere fromme Jungfer *Tante Frieda* pflegt zu warnen „verrate aber bloß nichts", wenn sie mir mal einen Zwanziger zusteckt. Das bringt mich ganz schön in die Zwickmühle. Kaufst Du was? Wo hast Du's her! Rede und Antwort sind die Folgen bis zum Jüngsten Gericht. Da stehe ich dumm da und weiß nicht, habe ich jetzt *Tante Friedas* Vertrauen verletzt oder mein Vertrauen zu Mutter. Schwierig, schwierig, sag' ich Euch.

a) Mutter hat einen Instinkt für Lügen. Sie hört zu wie üblich, versucht unser Spinnennetz nachzuweben. Irgendwann ist sie nur noch kurz angebunden, sagt „komm!" und führt uns ins Bad. Dort wäscht sie unseren Mund mit Seife! Ekelig, bäh! Aber wirksam. Oder sie sagt: „Ist Dir schon zum Kotzen oder brauchst Du Seife dazu?" Das ist dann ihre letzte freundliche Warnung. Wer das nicht kapiert, ist dumm. Und wir waren öfter dumm. Ich *rede* ja *viel* bis der liebe lange Tag herum ist. Über Sterne und Mond, über Himmel und Hölle, über alles, was mir in Vaters Bücherregal quer kommt. Am Ende *hasse* ich *die Welt*, hasse meinen Kumpel, hasse unseren Hund. Weiß auch nicht warum. *Will* ich doch gar *nicht*! Trotzdem erfinde ich tausend Lügengeschichten, um das *Böse in mir* zu rechtfertigen. Mutter weiß dann von selbst, ob Seife oder

Lachesis D200

1 Gabe einmalig, oder ob beides angezeigt ist. Immerhin tut es mir schrecklich leid. Aber zu spät! Mutter bleibt streng. Wer hätte das gedacht. So gut sie ist, so klug ist sie. Insgeheim haben wir Kinder uns untereinander beschwert. Aber ich sage Euch, wir lieben ihre Strenge. Und bei Vater petzt sie nie. Das rechnen wir hoch an. Ich fühle, daß ich auch dadurch stark werde. Ist das ein Teil ihrer Klugheit? Für *Tante Frieda* aber brach eine Welt zusammen, als ich nach langem Nachdenken ihre Geldgaben ablehnte.

b) Es gab eine Zeit, da *schoß* mein Sonnyboy *Robi* so richtig *in die Länge*. So wie die Triebe unserer Pflanzen in den Sommerferien, wenn sie zu lange *im Dunkeln* standen. Nun war er noch *dünner*. Er strahlte auch nicht mehr wie sonst. Wenn aber die *Dämmerung* fiel, war er der Alte. Oder wenn er bei mir übernachtete und Mutter Märchen vorlas. Da war die *Sonne* wieder in seinen Augen. Und er erzählte! Wie ein Poesiealbum. „Weißt Du, im letzten Sommer in Frankreich, da waren wir in einem Loire-Schloß. Am Brunnen saß die Froschkönigin. Wunderschön geschmückt. Ich ging zu ihr und habe sie lieb geküßt. Sie hat mich dann lange angeschaut und gelächelt." Oder: „Weißt Du, *Jascha*, wir kaufen uns eine große Straßenlaterne und erklären sie zu unserem Königreich. Ich werde König und Du mein erster Staatsmann." „Wirklich? Ich glaube, Du munkelst Dir was zurecht." „Ehrlich wahr, das ist wirklich so!" Das ging so hin und her mit „wirklich oder nicht, ehrlich oder nicht", bis ich aufstand und

Phosphorus D30

1 Gabe einmalig, wenn sie nötig wird, diesmal dringend für nötig hielt. Aber irgendwie sind seine Geschichten schön, angenehm, voller *Glanz* und Gloria. Und ich frage mich, hat er jetzt wirklich gelogen?

c) Mein Kumpel *Karlchen* dagegen lügt wie gedruckt. Er lügt seine Eltern an, obwohl ich dabei bin und es besser weiß. „Ich bin da!", rief er und machte sich damit Mut, als wir das Haus betraten. „Warum kommst Du so spät?", hallte es, wenig einladend, zurück. „Wir haben zusammen Hausaufgaben gemacht." Obwohl wir im Kino waren. Seine Mutter schaute ihn streng an. Seine Birne wurde leicht *rot*, und ich nickte nur. Was tut man nicht alles für einen alten Kumpel. Seine Hausaufgaben hat er nie gemacht. Dem Lehrer machte er weis, seine Oma sei gestern gestorben. Dabei schlug er beschämt seine Augen nieder, und der Lehrer schickte ihn sogar nach Hause. Ich schaute ihm nach und schwor mir zu prüfen, ob er sein

Calcium carbonicum D12

2 × 1 Gabe täglich, noch einnehme. „Warum tust Du das? Du verkaufst Deine Oma für 'ne handvoll Hausaufgaben", warf ich ihm vor. „Ooch, weißt Du, wenn ich sage, wie es wirklich ist, verprügeln sie mich zu Hause." Er zitterte und hatte Tränen in den Augen. „Es tut mir leid, *Jascha*,

Dich würde ich nie anlügen. Du verstehst mich." Ich verstand, daß er ziemlich oft verprügelt wird und *maßlose Angst* hat, etwas zu tun, was seine Eltern weder verstehen noch begreifen können.

d) Die blassen Kinder scheinen aus Angst oder Feigheit zu lügen. Bei den *roten Kräftigen* ist das ganz anders. Wenn die in *Hochstimmung* sind, kommen sie so richtig in Fahrt. Erinnert Ihr Euch an den dicken Mops aus dem Kapitel *Nachtverkehr*? Der mit Holzschwert bestückte *Drachenkämpfer*? Er schien so richtig *happy* bei seinen Ritterspielen. Obwohl er sie völlig allein spielte. Aber wenn er redete, da *funkelten* die Augen in seinem *tiefroten* Gesicht und dicke *Schweißperlen* keimten auf der Stirn. Da ließ er *mächtigen Dampf* ab wie 'ne Dampflok. Wer er ist, und was er alles kann. Kein wahres Wort, sag' ich Euch. Das einzig Wahre an der Geschichte war Mutters siebter Sinn für

Opium D30

1 Gabe einmalig und bedarfsweise zu wiederholen. Was meinte Mutter? Er sei *geschockt*? Scheint aber in seinem Schock recht *glücklich* zu sein. Oder ist er doch unglücklich?

e) „Die Welt ist verdorben und will betrogen werden. Also betrügen wir sie!" Den Blödsinn habe ich irgendwo mal gelesen. Aber es könnte der Wahlspruch sein für einen, den wir *Piggybank* (hochdeutsch: Sparschwein; straßendeutsch: Drecksau; *Anm. d. Red.*) nennen. Er ist *kräftig*, *untersetzt* und *überschätzt* sich selbst. Mit *Ellenbogen* aus einer Eisenrüstung und einem *Dickkopf* aus Stahl. Dann brüstet er sich, wen er alles kennt, wen er in den Ferien an berühmten Leuten getroffen hat, wie teuer und toll alles war und daß er mal *Generaldirektor* wird. Er ist *gut* in der Schule, aber keiner mag ihn so recht. Es ist ihm auch egal, was wir von seinen Lügen halten. Solange bis er

Aurum D30

1 Gabe wöchentlich, später D200, braucht. Vielleicht könnte die Arznei ihm dann beistehen, wenn er merkt, daß wir liebe Menschen um uns brauchen und daß er eigentlich ziemlich *allein* und *verlassen* ist. Dann, wenn er tatsächlich Generaldirektor geworden ist. Ganz oben und doch ganz tief.

NOTIZEN:

21. Kummer

Wenn ich traurig bin, dann denke ich ans verlorene Paradies. Was waren die beiden so doof und haben Gottes Gesetze nicht geachtet. Dafür müssen wir jetzt „im Schweiße unseres Angesichtes" unser Brot verdienen. Schuften müssen wir, um ein bißchen gelobt zu werden. Leiden müssen wir, um ein bißchen glücklich zu sein. Wir müssen uns tadeln, beschimpfen und demütigen lassen von Eltern und Lehrern, vom bösen Nachbarn und von der zickigen Kassiererin aus dem Supermarkt. *Kummer* müssen wir ertragen und werden *kümmerlich*. Müssen uns *kränken* lassen und werden *krank*! Aber wir sind trotzdem nicht allein gelassen. Wir haben die Eltern, die uns trösten; den Lehrer, der uns lobt; den Nachbarn, der uns zulächelt und die freundliche Kassiererin vom Getränkemarkt. Wir haben Engel, Elfen und gute Feen. Wir haben Jesus am Kreuz und Gott, der alles lenkt. Und wir haben die homöopathische Arznei, die das Schuften erleichtert, das Leiden verkürzt und die Tränen trocknet. Wer wagt es noch, sich zu beklagen?!

a) In der Schule hatte ich noch keine Probleme. Aber mit meinem *geliebten Phosphor-Robi*. Als er damals so in die Länge schoß und sein Strahlen verlor. Da durfte ich noch nicht mal meine Hand auf seine Schulter legen. Er schüttelte sie einfach weg, ohne was zu sagen. Dann ging er mit den anderen spielen und war wie immer. Ich war sehr traurig, und mein Herz hat *lange* weh getan. „Blöder Hund", schimpfte ich beim Zubettgehen. Und kurz danach betete ich „ … und schütze meinen *Robi*". Ich wußte nicht mehr ein noch aus, noch ob ich böse oder traurig sein sollte, noch ob ich Milch trinken oder saure Gurken essen sollte. Dann endlich erstickte

Ignatia D30

1 Gabe einmalig, meine *himmlischen* Seufzer in *lauten* Tränen. Als Mutter am nächsten Morgen meine Schulbrote einpackte, legte sie eine weitere Gabe im Plastiktütchen dazu. Darauf stand: „Für *Robi*". Mutter ist eine kluge Frau!

b) Viel *länger* aber dauerte *Boris*' Kummer mit seinem *Silicea*-Freund, dem Klappergestell aus dem Kapitel *Verstopfung*. Sie schauten sich nicht mehr an, sie grüßten sich nicht mehr. Keiner wußte so recht warum. *Boris* war nie gesprächig, aber jetzt *schwieg* er nur noch. Wir konnten ihn auch nicht darauf ansprechen. Er war *gereizt* und motzte „er hat mich *verletzt*". Das war alles und hielt den ganzen Winter an. So sehr wir uns sorgten, so sehr ging er uns auf die Nerven. Er saß am Tisch, stierte auf seinen Teller und *seufzte nur noch*. Abends betete er nicht mehr mit mir. Er war gar *nicht* mehr *er selbst*. Mutters *Ignatia* blieb selbst in wiederholten Gaben erfolglos. Allmählich wurde es Frühjahr, und *Boris* bekam zum ersten Mal *Heuschnupfen*. Diesmal riet der Doktor zu

Natrium muriaticum D200

1 Gabe einmalig. Jetzt schwiegen wir. Das hatten wir nicht erwartet. Daß sein Schmerz ihm so *tief* zu Herzen ging. Daß er darüber sogar seine *Beziehung zur Natur verlor*. Es dauerte nicht lange, da schleppte er seinen Freund mit und tat so, als sei nichts gewesen. Sein Heuschnupfen verschwand fast unbemerkt. Jetzt betete er nicht nur abends, sondern auch morgens schon, noch ungewaschen im Schlafanzug.

c) Als *Mascha* zehn wurde, hatte sie nur noch Boys im Kopf. Paßte eigentlich so gar nicht zu ihr. Aber die lieben Freundinnen! Also machte sie mit, und die Namen der Boys wechselten wie ihre Launen. Irgendwann hat sie sich dann verändert. Sie war nicht mehr so lieb wie früher, half nicht mehr im Haushalt, schloß sich in ihrem Zimmer ein, lag nur noch auf ihrem Bett herum. Sie war ja immer *zart*, aber jetzt wurde sie richtig *bleich* und *schwach*. Erst zogen wir sie auf, sangen „*Mascha* ist verliebt" und „reich mir die Hand fürs Leben" und so. Einmal, als sie rosa Hosen trug, hänselte *Boris* sie mit „pink makes the boys wink" („rosa zieht die Jungens an"; *freie Übersetzung der Redaktion*). Da *schnippte* sie nicht mehr mit der Schulter, sondern weinte einfach drauf los. Vor uns. Von nun an schluckte sie

Acidum phosphoricum D12

2 × 1 Gabe täglich. Sie hatte sich tatsächlich zum ersten Mal unglücklich verliebt. Muß toll sein! Oder vielleicht doch eher schmerzhaft?

d) Mutter meint, daß *Acidum phosphoricum* nur bei den zarten Menschen richtig durchwirke. Die anderen, die *Eckigen*, die überall mit ihren Launen *anecken* und bei denen schon die ersten Pickel der Vorpubertät sprössen, bräuchten vielmehr

Acidum picrinicum D12

2 × 1 Gabe täglich. Sie seien aber genauso schwach, schlapp und blaß wie *Mascha*. Von der Welt wollten sie nichts mehr wissen und glaubten, es lohne sich sowieso nicht mehr. Hab' ich schon mal gehört. So was nennt man „Weltschmerz".

e) Na, und das ist erst 'ne Type! Obwohl, leiden tut er sicher auch. Eigentlich genauso wie *Boris*. Drinnen, meine ich. Nach außen ist er nämlich ganz anders. Er *schwätzt* und *jammert* und *stöhnt* und *hechtet* durch die Gegend. Wird *blaß* und blässer, appetitlos und *abgemagert*, verfallen. Bis er nur noch in einer *Ecke* sitzt und die Tapete *bemurmelt* oder

Hyoscyamus D30

1 Gabe einmalig, kennenlernt. Das wirkt Wunder für enttäuschte *Ausgeflippte* wie diesen. Und so wenige gibt es davon gar nicht.

NOTIZEN:

22. Heimweh

Erste Klassenfahrt ins Landschulheim. Sorgfältig hatte Mutter nach dem „*Homöopathischen Reisebegleiter*" diejenigen Arzneien zusammengestellt, die unterwegs für alle Fälle in Frage kämen. Für Verletzungen, Übelkeit; und die Tränen-Tröster. Ich war gespannt wie ein Flitzebogen. Einerseits die Eroberung neuer Gefilde, die gemeinsamen Unternehmungen. Andererseits durfte ich sicher „Doktorle" spielen. Die verschiedenen Übelkeiten im Bus hatte ich ganz gut im Griff. *Cocculus* für Schwindel und Spucken in hohem Bogen; *Petroleum* fürs Herauswürgen; *Tabacum* für Sterben-Wollende; *Arsen* für Fast-Gestorbene und *Hyoscyamus* für übellaunige Schwätzer. So erreichten wir gesund unser Ziel und verbrachten zwei wunderschöne Tage mit ein bißchen *Arnica* für Verletzungen hie und da. Soweit gut!

a) Am Abend des zweiten Tages flossen die ersten bitterlichen *Tränen* aus *runden, blauen* Augen. Kaum hörbar, kaum sichtbar saß sie verloren im Hinterhof des Heimes und wartete darauf, entdeckt zu werden. Erst setzte ich mich leise neben sie. Nur Kullertränen! Dann legte ich die Hand auf ihre Schulter, und schon lag sie an meiner Brust. „Mami", schluchzte sie herzerweichend. Meinte sie tatsächlich mich? Ich fühlte mich eher als Held denn als Mami. Da dämmerte in meinem Herzen die Erinnerung an ein ähnliches Helden-Dasein. Damals im Kindergarten. Die *liebe, runde, blonde* Zöpfchen-Grete aus dem Kapitel *Einnässen*, deren Schutz und Schild ich war. Ob sie

Pulsatilla D12

2 × 1 Gabe täglich, je hat kosten dürfen? Meine Süße der Vergangenheit. Schwärmen konnte ich … Ups! Moment mal! Die Tränen der Gegenwart schienen längst versiegt. Und immer noch tätschelte ich den Samt ihres Faltenkleides. „Komm mit", lud ich sie ein. „Im ersten Traum wird Dich die gute Fee besuchen." Am nächsten Morgen erhaschte ich ein *verlegenes* Lächeln.

b) So glimpflich ging es nicht immer ab. Eine war unter uns, die hatte vielleicht Launen! Ich kann Euch sagen! Erst *lachte* sie in höchsten Tönen oder besser, sie wieherte wie eine Ziege, und schwups, da *schnippte* sie mit der kalten Schulter, so wie „Du kannst mich mal". Nichts war ihr recht. Selbst das Gegenteil nicht. Vor allem beim Essen. Heute wollte sie das, morgen wollte sie das Essen von gestern und „ach, wäre doch schon übermorgen, da gibt es Bratkartoffeln". Und so weiter. Am selben Abend hatte sie heftige *Nabelkrämpfe. Erbleicht* und *schwach* wußte sie nicht, ob sie sich beugen oder strecken sollte. Kannte ich nicht

Ignatia D30

1 Gabe einmalig, aus meiner eigenen bitteren Erfahrung mit meinem *Phosphor-Robi*? Danach wurde sie von einem heftigen *Weinkrampf* geschüttelt. Etwas hysterisch das ganze Theater. Aber die Vorstellung endete mit freundlichstem Beifall.

c) Vor lauter Beifall hatte ich ein *zartes, liebes* Mädchen übersehen, die schon tagelang still auf ihrem Bett herumlag. *Bleich* und richtig *apathisch*. Ohne Lust am Spiel, ohne Lachen, ohne Leben. „Laß mich bitte in Ruhe", wehrte sie mich höflich aber bestimmt ab. Trotzdem hörte ich einen Unterton voller Sehnsucht nach Erlösung. Eine Sehnsucht nach Quellwasser auf Frühlingswiesen. Oder so in etwa. Oder nach Streicheln und Liebsein. Aus Mutters Notizen las ich

Acidum phosphoricum D12

2 × 1 Gabe täglich, heraus. Neben der Arznei hatte sie notiert „denk' an *Maschas* großen Kummer!"

d) Einen *molligen* Mops hatten wir dabei. Der hing *faul* und *träge* in der Landschaft herum. Aber aufbrausend und *jähzornig* war er beim geringsten Blödsinn, bei Anlässen, die sich gar nicht auf ihn bezogen. Eines Abends saß er still auf seinem Bett mit *feuerroten* dicken Backen und *unterdrückte* seine Tränen, als habe er versehentlich eine handvoll *Pfeffer* geschluckt oder

Capsicum D30

1 Gabe einmalig, als Urtinktur. Jetzt bricht er entweder in Zorn oder in Tränen aus, dachte ich. Nichts da! Er *schluckte* weiter. Armer Schlucker! Mußte er vielleicht noch mehr unterdrücken als nur seine Tränen?

e) So rot der eine, so *blaß* der andere. Das ergänzt sich in der Natur. Bei dem war es aber richtig tragisch. Ihm war beim Essen schon öfter *übel*. Er stand dann auf und ging an die *frische Luft*. Elend blaß sah er aus. *Fröstelte*, obwohl es Sommer war. In der Schule flunkerte er immer *Lügengeschichten* zusammen. Diesmal *schwieg* er auffallend. Eines Abends bekam er einen Schüttelfrost, lief *blau* an und fiel in *Ohnmacht*. „Beine hoch, Fenster auf und einen Krankenwagen", rief unser Lehrer aufgeregt. Ich rannte zum Telefon und bimmelte Mutter an, die genauso aufgeregt rief: „Sofort

Carbo animalis D30

1 Gabe alle 10 Minuten bis zum Erwachen. Und vergiß nicht den Krankenwagen!" Als das Tatütata endlich hörbar wurde, war er wieder bei sich. Heimweh mit Ohnmacht, ging es durch meinen Kopf. Wonach sehnte er sich? Nach frischer, warmer Luft ... klar. Auch nach innerer Erfrischung und Wärme?

f) Erinnert Ihr Euch an meinen *Salzstangen*-Kumpel aus dem Kapitel *Verstopfung*? Der *ernste, stille, traurige* Pausenhof-Einzelgänger mit der *edlen* Treue. Damals habe ich Euch schon angedeutet, wie ich ihm näher begegnete und wie er sich öffnete. Auch im Landschulheim suchte er meine Nähe. Belegte das Doppelbett nebenan. Über mir lag selbstredend mein *Phosphor-Robi*. Ich mußte ihn im Stehen kraulen, weil die Betten für zwei nebeneinander viel zu eng waren. Nach meinem Dankgebet lag ich meist noch lange wach. Zu viele tolle Eindrücke, Erlebnisse, Begegnungen drehten meine Gedanken angenehm im Kreise. Alle schliefen, dann hörte ich ihn *weinen*. Meinen Salzstangen-Kumpel, meine ich. Er weinte leise in sich hinein, so still wie er *schweigen* konnte. „Hey, ich hab' noch 'ne Salzbrezel im Rucksack. Teilst Du mit mir?", flüsterte ich ihm rüber. Er war sichtlich baff. Stand aber auf, teilte die Brezel, teilte seinen Kummer, der durch

Natrium muriaticum D200

1 Gabe einmalig, einen lichteren Anstrich erhielt. Was schrieb Mutter? „Stilles, blasses Heimweh!" Das schien mir eher ein Wehklagen *über* das Heim, als ein Wehschrei *nach* Zuhause gewesen zu sein.

NOTIZEN:

23. Fernsehen

Wir haben auch einen Fernseher. Der steht auf dem Speicher. Wer unbedingt was sehen will, muß sich im Winter gut warm anziehen. Auf dem Speicher ist es nämlich kalt. Dann haben wir noch einen. Der hat einen Bildschirm von zwei auf zwei Zentimeter. Mit einer großen Lupe wird das Bild um einen Zentimeter größer. Da liegen wir manchmal davor, gucken die Muppets-Show und streiten darum, wer jetzt die Lupe hält. Nach einer halben Stunde bricht uns das Kreuz durch und die Geduld. Also geben wir auf. Mutter meint sowieso, wer zu viel fernsieht, dem schrumpft das Gehirn. Na ja, da hat sie gar nicht so unrecht. Wenn man sich so umsieht. Alles Fernsehgesichter. *Hohle* Augen, *starrer* Blick, ohne Aussage. Und mächtig *nervös.*

a) Mein Strahlemann *Robi* ist ein echter Fernsehgucker. Was soll er auch sonst tun. Er ist ja meist allein zuhause. Seine Eltern haben so ihre gesellschaftlichen Verpflichtungen – behaupten sie wenigstens. Keiner krault ihn beim Zubettgehen. Da macht er halt den Kasten an. Morgens in der Schule kann ich seinem Gesicht ablesen, wann er die Röhre abgeschaltet hat. Seine *zarten rosa* Wangen sind *bleich* und *eingefallen*, seine Augen *trübe*. Sein Licht ist erloschen, und es bedarf

Phosphorus D30

1 Gabe einmalig, um es wieder zu zünden. Die Fernsehbilder haben ihn lange im Bett verfolgt, ihm *Angst* bereitet und *böse Träume* wachgerufen. Es wundert mich nicht, daß seine ganze *Energie* zum Lernen *verbrannt* ist.

b) Na und der hier, der schläft die ganze Nacht nicht. Denkt nur an den Krimi, an die Schießereien, die Streitereien, die Prügeleien. Morgens ist er völlig *dusselig* im Kopf. Seine Hirnwindungen sind einer gähnenden *Leere* gewichen. Total *überdreht* krackselt er unleserliches Zeug an die Tafel. Ein irrer *Schussel*, dem

Cocculus D12

2 × 1 Gabe täglich, Begriffe, Begreifen und den Fernseher zurechtrücken könnte. Sonst gibt es nur noch böses Erwachen. Nicht nur morgens. Auch

am Ende des Schuljahres, wenn die Zeugnisse fällig sind. Au weia, sag' ich nur!

NOTIZEN:

24. Klassentreiben

Wir haben so manche Vögel in der Klasse. Auch andere Tiere. Aber es ist wohl besser, wenn Ihr über den Zoo nicht alles wißt. Könnt Euch ja das Lehrerzimmer anschauen. Da sieht es ähnlich aus. Allerdings müßt Ihr dort hinter die Gitterstäbe schauen. Das braucht Ihr in unserem Klassenzimmer nicht. Da ist noch alles natürlich unkontrolliert. Chaotisch, sag' ich Euch. Und Langeweile gibt es nicht. Jedes Jahr werden neue Tricks, Spinnereien, Schelmereien und Boshaftigkeiten erfunden. Altersgemäß, sozusagen.

Als ich so acht oder neun Jahre alt war, machte ein neuer Spleen seine Runde. *Karlchen* und ich standen dem erst neutral gegenüber, während *Robi* sich köstlich amüsierte. Also, das war so. Wir hatten da einige Jungens, die *zogen* vor den Mädchen ihre *Hosen runter* und zeigten ihren Schnösel. Manche hatten sogar einen Steifen. Dabei lachten sie laut, *albern*, dumm wie wiehernde Ackergäule. Verzerrten ihr Gesicht wie *geile* Böcke. Die meisten Mädchen kicherten, besonders, wenn die denen unter den Rock griffen oder an die Brüste oder besser dahin, wo welche sein sollten. Auch sonst waren die nie still zu halten. Während des Unterrichts, meine ich. Sie *schwätzten* mit dem Nachbarn, rieben ihre Nase, zupften an was herum, schnitten dem Lehrer *Grimassen* nach oder lachten plötzlich so *hämisch* laut, als hätten sie endlich den neuesten Sex-Witz begriffen. Bei harmlosen Balgereien wurden die auf einmal richtig wild, *putenrot* im Gesicht mit *starren, glänzenden* Augen wie die Glaskugel einer Hexe, kratzten, bissen, *spuckten* und traten dem Gegner ans Schienbein. Dann rasten sie davon und *versteckten* sich. Wie gesagt, wir waren ja erst neutral. Aber jeden Tag dasselbe Kesseltreiben. Wird nervig mit der Zeit. Ich entschied mich, Mutter davon zu erzählen. Sie ist im allgemeinen relativ gelassen. Aber da hat sie doch ihre Augen aufgerissen. „Wer hätte das gedacht. Das ist ja *Exhibitionismus*!", staunte sie. „Die sind ja *ausgeflippt* wie

Hyoscyamus D30

1 Gabe gelegentlich, falls Ihr je davon erfahren solltet. Mutter schien ziemlich aufgebracht. Diesmal war ich gelassener als sie. Ich holte das Lexikon und schaute Exhibitionismus nach. *„Entblößung der Genitalien in der*

Öffentlichkeit bei sexualneurotischer perverser Persönlichkeitsstruktur." Nun ja, was es nicht alles gibt! Faszinierend! Aber echt ekelig.

NOTIZEN:

25. Legasthenie

Schon wieder so ein Fremdwort. Na denn, Lexikon her. Da steht: „Angeborene oder erworbene Lese- und Rechtschreibschwäche bei normaler oder überhöhter Intelligenz." Also eine Schwäche, die angegangen werden muß, und kein Mangel. Wenn ich das recht verstehe, sind eigentlich alle Voraussetzungen da. Nur ist irgendwo ein Block im Hirn. Das Wort wird richtig verstanden, kommt aber schlecht über die Lippen und fließt nicht in die Feder. So muß es wohl sein, denke ich mir. Und Mutter ist ganz meiner Meinung.

a) Die Intelligenz stimmt. Trotzdem kann ich schwerlich lesen und mache eine Menge Rechtschreibfehler. Wenn ich mir das vorstelle, macht mich das richtig nervös. Und das Nervöse macht wieder nervös, *ungeduldig, griesgrämig*. So dreht sich das Spinnrad im Kreise. Bis der Faden reißt! Dann *haue* ich drauf! Auf den Tisch, meine ich. Oder auf die Bücher, den Schulranzen, auf das ganze Scheißspiel um Legastheniker, Sonderschulung und sonstige Maßnahmen, die ich unter dem Schein liebevoller Zuneigung meiner besorgten Eltern unternehmen muß. Lange schweigend! Aber dann ... oder

Medorrhinum D200

1 Gabe einmalig, noch rechtzeitig, bevor es ein Drama wird oder zum Drama hochgespielt wird. Jedenfalls wird diese *Erbnosode* den Block aus den Erbanlagen aufbrechen.

b) Jetzt fühle ich mich schon wohler. Der homöopathische Doktor hat klugerweise die Maßnahmen verringert. Hat das Gewicht auf mehr Unterstützung, Lob und Anerkennung kleiner Fortschritte gelegt. Ein kluger Mann! Aber das Theater hat mich mitgenommen. Mein *Hirn müde* gemacht. Und mich *blaß* und *schwach*. Trotzdem bin ich hampelig wie ein junger Hund an der Leine. Meine Zähne *kauen* an den Lippen, meine Lider zucken krampfhaft, meine Zunge *stolpert* immer noch über Worte. Bis

Agaricus D12

2 × 1 Gabe täglich zusätzlich zu *Medorrhinum*, mein Hirn füttert, meine Gedanken konzentriert, meine Worte glatt bügelt. Jetzt fühle ich mich noch besser.

c) Den *Kräftigen* mit ähnlichen Beschwerden, die aber mit *hochrotem* Gesicht und *zornigen* Augen durch die Gegend schreiten und am liebsten alles zusammenhauten, was ihnen in den Weg kommt, denen gibt der Doktor

Stramonium D12

2 × 1 Gabe täglich zusätzlich zu *Medorrhinum*. So, jetzt müßte alles glatt gehen. Schluß mit der Diagnose! Schluß mit der heiligen Kuh!

NOTIZEN:

26. Schulstreß

Ran an die Kartoffeln! Wir werden getrichtert! Schüler vom Lehrer, Lehrer vom Direktor, der Direktor von der Schulbehörde. So ist das nun mal in einer Demokratie! Sie mögen nicht immer einer Meinung sein, aber in einem stimmen sie alle überein. Für sie gibt es nur fleißige oder faule Schüler. Also werden wir gestrietzt auf Teufel komm raus. Büffeln ist die Devise! Und das Geheimnis des dummen, aber fleißigen Schülers. Die klugen, aber faulen Schüler warten auf die Eingebung. Beim Büffeln oder beim Warten kriegen viele von uns Anwandlungen von Managerstreß. Aus welcher Hirnschublade soll man jetzt die Tatsachen hervorziehen, um die Klassenarbeit nicht zu versauen? Das ist eine wichtige Frage. Und wenn ich die Schublade nicht finde, werde ich nervös, hampelig, schusselig. Und schon geht alles in die Hose. Aber langsam. Auch dafür hält die Natur Trostpflaster bereit, damit wir wenigstens die Schublade finden. Wenn sie allerdings leer ist, ist dafür kein Kraut gewachsen.

a) Ich habe in meiner Schultasche immer fünf Arzneien. Für mich und für meine Klassenkameraden. Die erste nehme ich am liebsten. Es ist nämlich so. Gelernt habe ich meist genug. Begriffen habe ich nicht immer alles. Ich setze mich gern darüber mit dem Lehrer auseinander. Klassenarbeiten mag ich nicht. Da kann ich nicht reden, muß mit mir selbst diskutieren. Ja und dann passiert es eben, daß *plötzlich* aus heiterem Himmel eine dunkle Wolke über mich fällt. Eine unheimliche *Unruhe* und *Angst* steigen aus dem Magen über mein Herz in mein Hirn. Mein Kopf glüht *hochrot*, mein *leeres* Hirn fällt in die Hose, mein Herz *pocht* wie ein Trommelsolo. Ich fühle mich so elend verlassen von den Geistern, den Musen, den Engeln. So als schlage meine *letzte Stunde*. Ich *reiße* die Fenster *auf*, um nicht zu ersticken. Doch mein geliebtes

Aconitum D30

1 Gabe einmalig, schnell aus der Tasche gezogen, verläßt mich nicht. Der *Todeskampf*, der mein Herz, meine Nerven und mein Wissen *beengt* hat, endet mit dem Sieg fürs Leben. Noch einmal davongekommen für eine anständige Note.

b) Ich gehe immer recht gelassen zur Klassenarbeit. Manchmal sind die gestellten Themen aber so bescheuert, daß mein Hirn einfach ausklinkt. Wie *leer*. Ich bitte dann erst mal um Erlaubnis, Pipi machen zu dürfen. Doch nichts fällt mir beim Pinkeln ein. Ich habe zwar nicht die elendige Angst, wie eben beschrieben, aber mein *Herz* schlägt mir bis zum Hals. Zumindest so schnell, daß ich drauf achte, anstatt mich konzentrieren zu können. Gelegentlich arbeitet noch ein Stück Resthirn, das mir

Strophantus D4

1 Gabe alle 10 Minuten, zuflüstert und sich daraufhin zusehends wieder ausdehnt. Diese Arznei ist bei meinen Mitschülern sehr beliebt. Ein Fläschchen pro Klassenarbeit ist an der Tagesordnung. Demnächst werde ich Merkzettel für Hirnbegleiter herausgeben!

c) Einen haben wir, den nennen wir *Stolpermann*. Schon tagelang *vorher* plagt ihn der bloße Gedanke an eine kommende Arbeit. Das muß furchtbar sein. Erwarten vielleicht seine Eltern zu viel? Vor lauter *Aufregung* kann er nicht mehr gut schlafen. Sein Magen drückt, *krampft* und verweigert das Essen. Mit weichen Knien, *drückender* Blase und *zittrigem* Herzen geht er morgens in die Schule. Ich sehe ihn dann über seinem leeren Blatt sitzen. *Bleich, zappelig*, nach Eingebung ringend. Sein Herz ist ihm in die Hose gefallen. Zwischen drohender Hirnleere und nahender Erleuchtung *stolpert* er zum Örtchen. Dort läßt er genauso wenig ab wie sein Gehirn vor unbeschriebenem Papier. Solange bis er alles *herauswürgt*, aus dem Magen, aus der Hose. Oder bis er mit

Argentum nitricum D30

1 Gabe einmalig, die Nerven beruhigt. Dann würgt sein Gehirn eben noch was aufs leere Blatt. Aber meistens gehen der Stuhlgang und die Arbeit gemeinsam in die Hose.

d) Mein Kumpel *Karlchen* und Schule sind zwei verschiedene Welten. Klassenarbeiten sind ein echter Horror für ihn. Er versucht ja sein Bestes. Ehrlich. Aber kaum legt sich die berühmte Flüsterstille über die Klasse, da sehe ich, wie die *Angst* ihn *dunkelrot* verfärbt. Am ganzen Körper *zittert* er, und heißer *Schweiß* rinnt von seiner Stirn und aus seinen Händen. Armer Kerl, was hat er leiden müssen, bevor er

Gelsemium D30

1 Gabe schon am Abend zuvor und am Morgen vor der Arbeit, schluckte. Jetzt rettet er wenigstens, was er mit viel Mühe rangeschafft hat.

e) Und mein *Phosphor-Robi*? Der ist mal so, mal so! Hängt alles von seinem *feinen Gemüt* ab. Nervös ist er aber immer. Ich sehe seiner Nasenspitze an, ob er es schaffen wird oder nicht. Ist sie schmal und *erbleicht*, dann sind seine Augen *fahl* und *müde*. Und sicher auch sein Gehirn. Er sitzt über seinem leeren Blatt wie ein edles Rennpferd am Start. Und *alles vergeht* in ihm. Die Gedanken, das Herz, der Magen, der Darm, die Sinne und sein letzter Mut. Jetzt erst greift er zum rettenden

Arsenicum album D30

1 Gabe einmalig. Der Startschuß klickt, der Start geht los. Da hallen des Lehrers gewichtige Stimmbänder über die rauchenden Köpfe: „Abgeben!"

Und die Moral von der Geschicht:
Je früher die Arznei gezischt,
je eher ist der Start in Sicht.

NOTIZEN:

27. Schulleistung schwach

Ich frage mich, warum versucht Ihr Großen, Eure Kinder auf Biegen und Brechen in die höhere Schule zu schicken. Wenn ich an *Karlchen* denke, der Arme. Nichts kriegt er mit von zu Hause, und in der Schule kriegt er fast nichts mit. Dabei würde er so gern Gastwirt werden. Ist das Bücherwissen wirklich so wichtig? Oder wollt Ihr ihn zwingen, das Abitur zu schaffen, zu dem Ihr nie fähig ward? Ich denke, die Natur hat jedem seine Bestimmung gegeben. Und dazu hat sie unsere Fähigkeiten so ausgerüstet, daß wir genügend lesen, sprechen, schreiben und rechnen können. Sollte es trotzdem daran mangeln, hat sie auch dafür Arzneien geschaffen. Die räumen dann mit den letzten Hindernissen auf.

a) „Mami, was sind *Erbnosoden*?" Die Frage mußte mal sein. Ich habe sie öfter gestellt. Jedesmal wenn ich darüber was las. „Erinnerst Du Dich an das Klo-Poster mit dem häßlichen einzahnigen Knaben?", wiederholte sie zum x-ten Male ihre geduldige Erklärung. „Drunter steht: Nobody is perfect! (Niemand ist vollkommen; *Anm. d. Red.*). Das sollte nicht im Klo, sondern im Wohnzimmer hängen. Als Trost für Euch Kleinen und als Mahnung für uns Erwachsene. Denn das Leben, das wir Großen und unsere Vorfahren gelebt haben, geben wir an Euch weiter. Das ist das erste Erbe, das *Gestern.* Das vermachen wir Euch, wenn ihr geboren werdet. Die Homöopathen nennen das die *Anlage* oder *Diathese.* Danach hängt es von unserer Gnade oder Ungnade ab, ob ihr Euch aufrichten dürft, ob ihr reifen könnt. Oder ob ihr unaufrichtig und unreif bleiben müßt. Das ist das zweite Erbe, das *Heute*, auf das sich Euer *Morgen* stützt. Die Homöopathen nennen das die *Verfassung* oder *Konstitution.* Das Leben unserer Vorfahren und das Leben von uns Großen heute sind es, die Euch *stark* oder *schwach* machen, *selbstsicher* oder *unzulänglich*, *erträglich* oder *unvollkommen.* Manchmal wirkt aber das erste Erbe sehr kräftig in Euch, auch beim allerbesten Willen von uns Großen. Es blockt Eure Entwicklung. Und genau dafür sind die Erbnosoden gedacht. Um den Block aufzubrechen wie einen Staudamm." Uff! – „Mami, was sind jetzt Erbnosoden?" Ich ließ nie nach! „Also, das sind Arzneien wie andere auch. Nur sind sie nicht aus der Natur gewonnen, sondern von kranken Menschen (oder kranken Tieren; *Anm. d. Red.*) mit schweren erblichen oder übertragbaren Krankheiten. Die *drei* wichtigsten *Erbkrankheiten* sind die *Tuberkulose*, der *Tripper*, die *Syphilis*. Und für Eure Lernschwäche kommen noch zwei hinzu. Die *Krätze* und der *Krebs*. Kapiert?" Na, meine Fragen gingen weiter mit: „Und was ist Tuberkulose, Mami?" Und so weiter! Aber das kann man alles nachlesen. Ich hatte soweit begriffen, daß es für bestimmte *Lernschwächen* eine bestimmte Arznei einer bestimmten Erkrankung gibt. Also, fürs *Sprechen* und *Sprachen* lernen, ist es

Tuberculinum GT D200

1 Gabe einmalig. Wenn ich aber so nachdenke, sind die sprachschwachen Kumpels ganz bestimmte Typen. Die fehlen nämlich 'ne ganze Menge in der Schule, weil sie jede Grippewelle aufschnappen und übel krank werden. Mit Bronchitis und so. Es sind *zarte, schlaffe, müde* Knaben. Mal *frösteln* sie, mal sind sie überaus *erhitzt*. Wie die Farbe im Gesicht wechseln sie ihre *Launen*. Mal übel und traurig oder heiter und erregt. Viel Appetit haben sie nie. Deswegen sind sie ziemlich schlank. Eigentlich erinnert mich das an meinen *launischen Phosphor-Robi*. Der schläft trotz seiner Anfälligkeit mit *offenem Fenster* nachts. Und das, obwohl er *schwitzt* wie in einer Sauna. Er hat ja außerdem die Arznei vom Doktor im Kapitel *Onanie* bekommen, weil sein Schnösel juckte, und er so viel dran reiben mußte.

b) Die *schreibschwachen* Kumpels, die mit den vielen Fehlern im Diktat oder im Aufsatz, haben überhaupt nichts Zartes an sich. Die sehen eher *ungewaschen* und *aufgedunsen* aus. So Vollmondgesichter mit Kratern. *Bleich* wie die Nacht und *schlapp* in der Bank. Mit dem *Lesen* und *Hören* steht es auch nicht zum Besten. Sie fehlen eigentlich nur im *Frühjahr*, im *Herbst* und bei *zunehmendem Mond*. Weil es da *feuchter* ist. Haben Infekte, Asthma und Rheuma und so. Wenn sie nicht grade ihr x-tes Pausenbrot *runterschlingen* und massig Limo dazu schlürfen, *prahlen* sie mit irgendwelchen uninteressanten Geschichten. Oder bohren mit ihren *Warzenfingern* in der Nase. Im Landschulheim lagen die zusammengekuschelt im Bett wie ein *Embryo*. Ohne Zudecke, weil sie *schwitzten* wie mit Wasser übergossen und ihre *brennenden* Stinkfüße auslüfteten. Jetzt wollen wir ihnen erst mal

Medorrhinum D200

1 Gabe einmalig, geben und zuwarten, ob sie nach den Ferien sympathischer wirken. Sie fahren nämlich *ans Meer*. Da holen sie tief Luft und erholen sich recht gut.

c) Unter den *leseschwachen* Kumpels gibt es zwei grundverschiedene Typen. Der erste hat so was *Eckiges, Stures* in seinem ganzen Verhalten. Immer in Bewegung und leicht zornig. Auf die Starken ist er *eifersüchtig* und schmiedet hinterlistige Pläne. Aber genauso *ängstlich* ist er, *schreckhaft* und *feige*, wenn es an die Praxis geht. Deswegen sucht er mehr die Gesellschaft von *Karlchen*, weil der so nett ist und viel schwächer als er. Da kann er sich beweisen. Im Landschulheim schlief er ähnlich wie der Vorige. Gekauert wie ein *Embryo*, die Knie an den Ellbogen. Und *schaukelte* lange mit dem *Kopf* hin und her, bis er einschlief. Das hat ihm wohl die *Angst* vor der Nacht genommen. Als es aber mal *gewitterte*, fand er das phantastisch. Ziemlich undurchsichtig der ganze Kerl, dem

Cancerinum D200

1 Gabe einmalig, oder früher auch *Carcinosin* genannt, ziemlich gut tun wird. Er sieht nämlich kränklich aus. So ein *bläuliches* Augenweiß in *bräunlichem* Gesicht wie Milchkaffee. Und noch dunkler sind seine vielen *Muttermale*. Die Tatsache, daß er schlecht lesen kann, *läßt* ihn ziemlich *kalt*.

d) Der andere dagegen *verzweifelt* über seiner *Leseschwäche*. Er ist überhaupt ein Schwächling ohne Reserve. Besonders *nach akuten Krankheiten* fehlt er lange in der Schule, weil er einfach nicht mehr hochkommt. Wir sind darüber nicht traurig, weil wir sowieso seine Gesellschaft ziemlich meiden. Er ist nämlich so 'ne richtig *trostlose, trübe* Tasse. Und – unter uns – er *stinkt* wie die Pest. Wenn der auf der Toilette war, zieht er meilenweit seinen *faulen Stuhlgeruch* nach sich. Wie *verwestes Aas*. Dabei sieht er so *ungewaschen* aus, *kratzt* sich ständig am Kopf, an den Beugen, na überall eben. Richtig *aussätzig*. Vor allem im *Winter*. Aber auch im *Sommer* läuft er *eingepackt* herum, als ginge es zum Skifahren. Kein Wunder, daß wir ihn meiden. Aber irgendwo tut er mir leid. Im Landschulheim lag er die halbe *Nacht wach* und *weinte*. Ich habe ihm dann was zum *Essen* gebracht, weil er *Kopfweh* hatte. Er meinte, das täte ihm gut. Aber mehr konnte ich nicht für ihn tun, außer ihm noch

Psorinum D200

1 Gabe einmalig, zu empfehlen. In aller Hoffnung, daß er wenigstens nicht mehr so abscheulich stinkt und der *grüne Rotz* ihm nicht dauernd auf der Oberlippe hängt. Armes frierendes Kerlchen.

e) Unser rechenschwacher Kumpel ist ein seltsamer Vogel. Er ist *bösartig, gehässig,* sucht dauernd *Streit.* Drängelt sich einem auf mit *läppischem* Geschwätz. Richtig *abstoßend klebrig.* Dazu *lügt* er wie gedruckt und *klaut* wie ein Rabe. Andererseits ist er recht *musisch* begabt, macht *spöttische* Witze, gibt köstliche Antworten. In der Pause hängt er nur auf der Toilette herum und *wäscht ausgiebig* seine Hände. Er hat so einen Sauberkeitsfimmel. Wer kann das alles zusammenbringen außer

Luesinum D200

1 Gabe alle 14 Tage und 1 Gabe vor jeder Mathearbeit. Wenn das nichts nützt, hilft nur noch der Zuschlaghammer. Insgeheim verrate ich Euch, ich habe es selbst häufig genommen. Bin zwar kein Rechengenie geworden, aber ein erträglicher Mitläufer.

NOTIZEN:

28. Schulleistung verspätet

Die armen *Spätzünder.* Es bleibt ihnen nichts erspart. Die Eltern drängeln, die Lehrer drängeln. Die Eltern drängeln die Lehrer. Ein echter Teufelskreis. Was kann aus wem da schon noch werden? Eines werden sie sicher: Nachhilfeschüler. Da hat man wenigstens einen bequemen Sündenbock: den Nachhilfelehrer! Wenn der nicht allzusehr auf Nebenverdienst aus ist, könnte er merken, daß nicht alle tatsächlich so dumm sind wie gehabt, gewollt oder gesollt. Wer ist dann der Dumme?

a) Die Erbnosoden allein machen aus dem *schreibschwachen* Kumpel noch keinen Dichter. Er ist ja nicht nur im Schreiben schwach, sondern ganz allgemein im Geiste, im Gemüt und im Körper. Ein zu *großer* Kopf auf *dürrem* Hals im Vergleich zum Oberkörper und den *mageren* Gliedern. Und ein Bauch, der über den ganzen Schattenriß hinausragt. Vor allem sein *Unterbauch* ist *gebläht*, besonders *gegen Abend.* Um diese Zeit fällt auch seine Laune noch tiefer in den Keller. Ihr seht es seinem Gesicht an. Etwas Hartes, *Erdfahlenes* drückt es aus. Mit tiefen Furchen und *Sorgenfalten* auf der Stirn wie ein frisch gepflügter, ausgetrockneter Acker. Wir Mitschüler mögen ihn nicht sonderlich. Weil er trotz seiner Schwächen alles *besser wissen* will. Ein echter Klugscheißer, wie wir ihm im Kapitel *Verstopfung* mit

Lycopodium D12

2 × 1 Gabe täglich, begegnet sind. Ich denke, er braucht viel Lob mit *süßen* Worten. Und ein *geregeltes* Zuhause, in dem er und sein *scharfer* Verstand endlich ihrer *Wirkung bewußt* werden können.

b) *Rechnen* hat was mit Logik zu tun. Ist ja allgemeingültig. Kinder sind das nicht. Wir sind unlogisch. Besonders wenn wir zu Hause viel Tadel, *Kummer* und Demütigungen erdulden müssen. So wie mein *Salzstangen-Kumpel.* Der ist inzwischen ein *kluger* Schüler geworden. Aber am Anfang waren seine Leistungen geradezu *kümmerlich.* So kümmerlich wie sein kleiner, *abgemagerter* Körper und seine bleiche, trockene *Reibeisenhaut.* Er war immer ein *Einzelgänger.* Selbst zum Pinkeln benutzte er die Einzelkabine. Im Unterricht schaute er *gedankenverloren* aus dem Fenster. Als sei er allein. Die Lehrer ermahnten ihn. Er sei unaufmerksam, *zerstreut* und vergeßlich. Aber er schaute die Lehrer nur *traurig* an, *schwieg*, und *verschloß sich* wieder in seiner Welt. Dort suchte er sicher nach festem Halt und nach

Natrium muriaticum D200

1 Gabe nicht öfter als monatlich, dem *Salz*, das seinem Leben festen Halt gegeben hätte. Stattdessen naschte er am Salzstreuer. Aber wehe, wenn man sich in sein Salzverlangen, in sein Schweigen oder in seine Schwächen einmischte. Dann stampfte er, *stolz* wie ein Offizier, in sein Zimmer. *Knallte* die Tür hinter sich zu, schloß sie ab und *weinte* sich aus. Seit ich aber damals auf ihn zuging, ist er ein *treuer* und *feinfühliger* Kumpel geworden.

c) Ziemlich ähnlich sieht ihm jener Kumpel, der *in allen Fächern* schwach ist. Er ist *mager*, hängt in der Schulbank oder *hängt* im Stehen mit *eingefallener Brust* nach vorn. Seine Beine sind so *schmächtig* wie seine *Stricknadelfinger*. Seine Haut ist zwar auch rauh, aber sieht unrein und *ungewaschen* aus. Selbst nach dem Baden. Aber nicht nur das unterscheidet ihn von meinem Salzstangen-Kumpel. Er hat jämmerliche Leistungen, aber er *bemüht sich* überhaupt *nicht*, daran was zu ändern. Es ist ihm „scheißegal", sagt er selbst. Er redet viel über das Leben und wie man das und jenes *anders machen* könnte. Ziemliche *Theorie* das Ganze. Denn wenn er mal einen guten praktischen Vorschlag macht, ist er beim *Verwirklichen* nicht mehr auffindbar. Riechen kann man ihn allerdings noch, denn er *stinkt* wie

Sulfur D12

2 × 1 Gabe täglich, in seiner reinsten Urform. Vielleicht sammelt er den *Schwefel* als Stinkbomben in seinen Hosentaschen. Die sind nämlich voll gestopft mit Krimskrams. Ein *wahlloser Hamsterer*, sag' ich Euch. Ob es irgendwann mal in seinem Gehirn klickt und er Ordnung schaffen wird? Sein Abfall hätte es dringend nötig.

d) *Karlchen* dagegen, meine *blasse, schwabbelige Auster*, scheint tatsächlich von Natur aus *minderbemittelt*. So *lieb* er auch ist. Und *bemühen* tut er sich. Das kann ich beschwören. Aber es geht halt alles so *träge*, so *langsam* vor sich. Seine Bewegungen genauso wie sein Begreifen. Erst mal Pause machen und *Eierbrote* mampfen. Danach eine Tafel *Schokolade* erlesenster Qualität. Danach bequemt er sich allmählich, mit dem unschuldigsten Lächeln nachzuhaken. „Was hast Du gesagt?“ und „Wie meinst Du das?!“ Oh *Karlchen*, Dein

Calcium carbonicum D12

2 × 1 Gabe, wartet täglich auf Dich! Ob vielleicht doch noch ein Genie aus Dir wird? Auf ganz andere Art, meine ich. Im Leben und so. Aber lieb und *unbeholfen* wirst Du sicher immer bleiben. Das macht Dich ja so *liebenswert*.

NOTIZEN:

29. Schulleistung unterfordert

Je länger ich in die Schule gehe, desto mehr verstehe ich Mutters Aussage „das Wesentliche lernst Du sowieso nicht in der Schule". Wo sind die klugen Lehrer abgeblieben, von denen Mutter und Vater noch schwärmen? Ist denn Lehrer-Sein nicht doch ein bißchen mehr als ein Gelegenheitsjob für Ferienmacher? Ehrlich, manchmal zweifeln wir mit Recht. Ich meine die unter uns, denen das Lernen leicht fällt. Aber nur auswendig lernen? Wo bleibt da die Lüftung der Geheimnisse, auf die wir mit Spannung warten? Tatsachen werden in unser Hirn gestopft, die wir möglichst keimfrei wiederkäuen müssen. Das kann fast jeder. Und alle klatschen Beifall. Währenddessen warten wir darauf zu erfahren, wie wir die Tatsachen ineinander fügen. Und beim Warten wird so mancher dumme Schüler mit Fleiß zum „klugen" Schüler und der kluge Schüler durch Langeweile zum „faulen" Schüler.

a) Ich falle immer auf! Ich sehe gut aus, habe *wohlgeformte* Gesichtszüge, *klare, lebendige, dunkle* Augen und einen *hübschen, klugen*, oft *schelmischen* Ausdruck, auf dem Beobachter gern ihren Blick ruhen lassen. Soweit meine Kritiker. Nur eines scheint bei mir schwer zu erdulden zu sein. Das ewige *Hinterfragen*. Ich denke, alle Kinder stellen gern Fragen. Aber so manche Kumpelmutter höre ich klagen: „Nie ist er mit einer Antwort zufrieden. Er nagt und nervt mich!" Meine Fragen sind auf bestimmte Themen abgezielt und mit *erlesenen* Worten formuliert. Deswegen wirft mir *Tante Frieda* vor, ich sei *altklug*. Wie kann sie so was behaupten, wo sie nicht mal weiß, was Klugheit bedeutet. Meine Fragen scheinen zu überraschen. Aber ehrlich, es bereitet mir *hämische* Freude, die Überraschung der Befragten auszukosten. Besonders wenn sie beim Antworten verunsichert sind. Das hat mir nicht unbedingt den Dank meiner Lehrer eingebracht. Für die Anspruchsvollen unter ihnen bin ich eine tägliche Entzückung. Aber für die Anspruchslosen bin ich ein tägliches Dilemma. Nicht mal mein *bestechender Charme* kann da noch was ausrichten. Also hänge ich in der Bank herum, löse Probleme, für die ich zu Hause keine Zeit finde und warte auf das erlösende Klingelzeichen. Ab und an erlöst mich

Lachesis D200

1 Gabe alle 6 bis 8 Wochen. Das macht die langweiligen Lehrer erträglich. Und ich werde erträglicher für sie. Denn danach atme ich erst mal tief ein, bevor ich meinen galanten Sprachschatz auf meine Umwelt loslasse. Sagen wir so, meine Zunge beschränkt sich auf *scharfsinnige* Zwischenbemerkungen.

b) *Boris* hat einen Freund, das genaue Gegenstück von ihm. *Groß, stark* und *dick* mit *schwitzender, roter* Birne. Ich kann Euch sagen. Wenn der die Tür reinkommt, *nimmt* er das ganze Haus *ein*. Nicht nur den Sessel, in den er sich hineinflätscht. Sieht man ihn nicht gleich, dann riecht man seine Gegenwart. Meilenweit gegen den Wind verstreut er seine *stinkenden Düfte*. Besonders mit seinen Socken. Ein wahrer Sonntagsbraten. *Boris* ist der einzige, der es in der Schule neben ihm aushält. Er bewundert ihn. Sonst ist er eher ein beneideter Knabe. Hat unheimlich viel im Kopf. Ein echter *Datensammler*. Zuhause sammelt er auch. Briefmarken, Mineralsteine, Elektrokabel. Ziemlich *durcheinander*. So durcheinander wie seine Schulmappe, seine Hefte, seine Hausaufgaben. Doch die Lehrer haben es schwer, ihm was vorzuwerfen. Denn er ist ein *brillanter* Schüler, immer nett, *umgänglich* und häufig recht *deftig witzig*. Wenn er seine Langeweile demonstriert, *kratzt* er sich mit Vorliebe an Stellen, die andere aus Schamgefühl vermeiden. Übertreibt er damit, dann bringt ihm *Boris*

Sulfur D12

2 × 1 Gabe täglich. Das tut auch seiner *fettigen, rauhen* Haut gut. Denn er ist nicht unbedingt die Schönheit in Person.

c) Der genialen Unordnung des einen steht die bedingungslose *Ordnungsliebe* des Dritten im Bunde gelangweilter Schüler gegenüber. So hübsch wie er aussieht, ist seine gepflegte Kleidung. Sauber, adrett, ausgewogene Farben, wie *aus dem Ei gepellt*. Den *charmanten Witz* hat er von mir, den *Sammlertrieb* vom *Sulfur*-Knaben. Aber kein Vergleich. Alles ist ordentlich *aufgeräumt*. Auf seinem Schreibtisch genauso wie in den Schubladen. Dafür preist ihn die Welt. Mit langweiligen Lehrern hat er große Schwierigkeiten. Entweder sie sind Luft für ihn, das bringt die in Rage. Oder er läßt *scharfkantige* Bemerkungen los, das bringt die auch in Rage.

Was soll es. Man kann ihm nichts nachsagen, nicht mal Unhöflichkeit. Denn jeden Schritt hat er genauestens durchdacht, geplant wie das

<u>Arsenicum album D12</u>

2 × 1 Gabe täglich, das ihn davor schützt, in *Angst* und Panik zu geraten, falls mal was schiefgehen sollte.

NOTIZEN:

30. Lernmüde

Bei allem, was ich Euch jetzt erzählt habe, müßtet Ihr eigentlich ein bißchen Verständnis aufbringen, wenn wir manchmal müde von der Schule kommen, keinen Hunger haben und uns nur aufs Bett werfen wollen. Versteht Ihr? Ah, ich verstehe. Wie das sei mit denen, die das Tag für Tag tun? Ich denke mir, da ist unser Hirn einfach ausgelaugt. Blank. Rien ne vas plus (bedeutet so viel wie „nichts geht mehr"; Ruf des Croupiers beim Roulette, wenn nicht mehr gesetzt werden darf; *Anm. d. Red.*). Entweder zu Zeiten von angehäuften Tests, Klassenarbeiten, Hausaufgaben. Oder wenn der Lehrer vor den Ferien noch seinen Stoff loswerden muß. Weil der Direktor das verlangt. Sonst kriegt der Direktor von der Schulbehörde eins auf den Deckel. So ist das in der Demokratie. Ich glaube, das nennt man Kreativität. Habe ich mal gehört. Soll an sich was Gutes sein. Frage mich, wer leidet in diesem Streß eigentlich am meisten? Klar ist nur eines. Wir müssen fit sein! Also, merkt Euch gut, was die Homöopathie in petto hat.

a) Da sitzt man über seiner Arbeit, *kaut* auf den Lippen herum, denkt „Eingebung verlaß mich nicht", und nichts rührt sich. Kein erleuchtender Genius. Klar doch, jede *Ablenkung* ist ein Genuß. Herumalbern, *Grimassen* schneiden, blödeln und *trödeln* sind die Strafe für die ausbleibende Erleuchtung. Bis es zur Gewohnheit wird. Dann geht nichts mehr rein ins Hirn. Aber

Agaricus D12

2 × 1 Gabe täglich, erfrischt die Hirnwindungen, füttert die Konzentration. Die Arznei ist sozusagen das gelobte „Hirnfutter" für im Streß erbleichte Schüler und Studenten.

b) Ähnlich hampelig und unkonzentriert ist der Marathon-Fernsehspezialist. Nach *schlafgestörten* Nächten fühlt er, wie sich die *Müdigkeit* in seinem Kopf wie eine gähnende *Leere* einschleicht. Wie verkatert, *dusselig* und *schusselig* sitzt er über seinen Hausaufgaben. Beißt auf seinem Kugelschreiber herum, schaut in der Luft herum, blättert hie und da in Büchern, schmeißt endlich das Glas Milch um. Aufwischen oder

Cocculus D12

1 Gabe morgens, schlucken. Das ist seine Frage. Letztlich entscheidet er sich für die Arznei, die er vom Teppich aufsammelt. Beim Öffnen war ihm das Fläschchen doch tatsächlich aus der Hand geglitten.

c) Laßt Euch nicht unterkriegen, Leute! Nach einer bestimmten Zeit erschöpft eben das Gehirn. Das Gelesene geht nicht mehr rein. Und was noch rauskommt, ist nicht das Tollste. Besonders in Zeiten großer Arbeitsdrängelei. Schließlich wollen die Lehrer, Eltern und Schulverwaltungshengste mit ruhigem Gewissen in die Ferien fahren. Also, erst mal hinlegen, ruhen und

Phosphorus D30

1 Gabe täglich, einnehmen. Dann werdet Ihr – im Angesicht Eurer heiligen Verantwortung – nicht *totenblaß* wie mein *erschöpfter Robi.* Erstaunlich, was da noch Reserven locker werden. Jauchzet himmlische Musen!

d) Na ja, wenn es einer aufgegeben hat, dann der hier. „Null-Bock" sag' ich Euch. Und genau so *ausdruckslos* schaut er aus der Wäsche. Babygesicht und nach oben gezogene, *gerunzelte* Stirn wie ein Dauerfragezeichen. Er *döst* nur noch schweigend vor sich hin, *weist* jede Hilfe *ab.* Auf Fragen der Lehrer antwortet er *langsam* oder dümmlich oder beides, so mühsam wie

Helleborus D6

3 × 1 Gabe täglich, seine Hirnfunktionen wieder in Gang setzen könnte. Oder ist aus ihm schon ein vorzeitiger Fernsehopa geworden? Klingelt es bei Euch auch? Gar nicht so unbekannt, dieser allgegenwärtige Zeitgenosse!

e) Ach, meine liebe süße Zöpfchen-Grete! Meine schutzsuchende Heimweh-Tante aus dem Landschulheim. Noch rundlicher, noch *schüchterner,* noch Freundinnen- abhängiger bist Du geworden. Mal bist Du *fröhlich,* dann gleich *todtraurig. Wetterwendig* wie ein schwankender Windhauch. Oder wie die Launen der Lehrer! Glaubst, alles *falsch* zu machen. Wie kannst Du Dich dabei noch konzentrieren? Und die *Luft* ist so *stickig* im

Klassenraum, macht Dir *Kopfweh.* Komm, laß Dich in den Arm nehmen und mit

Pulsatilla D12

2 × 1 Gabe täglich, die *Venusträne* trösten. Schon besser? Oh ja, überraschend rasch. Hör zu, meine Süße. Achte gut auf *Frischluft* im Klassenzimmer und im Gehirn. Dann vergehst Du nicht *verdrossen* in Selbstmitleid über vergossene Milch und schlechte Noten.

f) Nun ist er schon drei Jahre bei uns. Unser *Tageskind-Mani.* Anfangs war er ja durch und durch *sauer.* Sein Schweiß, seine Durchfälle nach frischem Obst und *Milch*, seine Launen. Er kam morgens mürrisch und ging abends mürrisch. Dann kam die Schulzeit. Die machte ihn noch nervöser. Auf dem Nachhauseweg schienen seine Nerven *zum Platzen gespannt.* Trotzdem schleppte er seinen schweren Schulranzen, seine *müden* Muskeln und seinen *erschöpften* Kopf mit großer Mühe im Abseits des Weges. Mal war sein Gesicht *rot erhitzt*, mal *gelblich-blaß* wie eine geschälte Kartoffel. Kein gutes Wort konnte ihn zum Lächeln bringen. „Laß mich“, war sein Standardausspruch. Und manchmal, so als täte es ihm leid, fügte er hinzu „ich hab’ *Stiche* im Kopf“. Wir versuchten unser Bestes, aber es war nicht leicht, mit ihm umzugehen. Eines Abends ging er nicht mehr nach Hause. Seine Mutter war unauffindbar. „Mit einem Italiener durchgebrannt“, wisperten die Nachbarn. Mutter entschied, daß er bei uns bliebe. Wir schoben ein neues Doppeldeckerbett ein und fütterten ihn regelmäßig mit

Magnesium carbonicum D12

2 × 1 Gabe täglich. „Haben wir jetzt ein neues Kind, Mami?“, fragte ich Mutter beim Zubettgehen. „Einen neuen Bruder“, rückte sie zurecht. Ich dachte nach. „Dann soll er jetzt auch glücklich werden. Wie wir alle.“ Beim Gute-Nacht-Kuß hauchte sie in mein linkes Ohr: „Danke Dir, *Jascha.*“

NOTIZEN:

Nachwort des Erzählers

Liebe Leute!

Schön war es, mit Euch zu plaudern. Ihr habt so geduldig und gespannt zugehört, fast wie Mutter. Zunächst denke ich, muß ich ein bißchen Abbitte leisten. Manchmal geht mein Temperament mit mir durch wie ein Araberhengst in der Wüste, der endlich eine Oase erspäht. Ich schätze, daß Ihr alle liebe Menschen seid und mit ehrlichem Herzen Nachsehen übt.

Dankbar bin ich, daß jedermann von Euch weiß, daß mir bekannt ist, daß es sich nicht schickt, zu einer Krankheit Arzneien aufzuzählen. Das durchbricht das Ganze. Aber wer will schon die Weisheit auf einmal gefuttert haben?! Nur ein Weg führt zu ihr. Und ich glaube, der ist mit Stückwerk gepflastert.

Von vielen Jungens habe ich erzählt. Das können natürlich auch Mädchen sein. Wenn ich fast nur Mutter erwähnte, so heißt das nicht, daß nicht auch andere die Mutter ersetzen können. Bei manchen ist es der Vater, die Oma, der Opa. Aber Mutter bleibt die Beste. Auch die beste Arznei. Sie hat mich großgezogen, aufgezogen und erzogen. Und hat mir alles gegeben. Auch mein Morgen!

Dafür will ich ihr dankbar sein, solange ich noch ein Kind bin. In den Flegeljahren soll sich ja so manches ändern. Mann! Was kommt da auf mich zu. Und es soll ja so lange dauern, bis wir wieder Kinder sein dürfen. Vielleicht sitzen wir dann wieder zusammen und plaudern von alten Zeiten! Oder von den Geheimnissen der Schöpfung, die uns den Grips da oben geschenkt hat, um sie zu entdecken, zu würdigen und zu preisen. In der Schule schweigt man sich darüber aus. Aber jeder hat Zutritt zu ihr. Ihr müßt nur drauf zugehen wollen. Treffen wir uns dort?

Also dann, auf bald mal! *Euer Jascha*

Nachwort des Autors

Als Geschöpfe sind wir aus der Kraft des Schöpfers entstanden und tragen diese Kraft in uns. Jederzeit können wir mit ihr Verbindung aufnehmen. Und sei es durch die Arznei. Auch sie trägt die ganze Kraft der Schöpfung in sich und überträgt sie auf unsere kranke Seele.

Verschließen wir uns den Naturgesetzen in unserem Bewußtsein, so verhaften wir im leiblichen Sosein. Nur die Seele hat Zugang zur Seele. Die Beziehung zu unserer eigenen Seele bestimmt die Beziehung zu unserer Umwelt, zur uns umgebenden Schöpfung und zu unserem Schöpfer.

Ein Mensch kann nur so viel nach außen tragen, wie er in sich trägt. Ist die Beziehung zu seiner Seele verloren gegangen, so ist er selbst verloren, und nur das Verlorene kann nach außen dringen. Eine verlorene Seele kann uns nicht erfrischen!

Krankheit beginnt da, wo der Mensch die Naturgesetze und deren Schöpfer verläßt. Dort, wo eine Mutter als Geschöpf des Schöpfers die Naturgesetze verläßt, ist ihr Kind verlassen, ist bekümmert und wird kümmerlich, ist gekränkt und wird krank. In allen Schichten seines Wesens spiegelt sich die Bedrohung seiner Existenz wider. Als Hemmung und Hilflosigkeit *(Psora, Lymphatismus)*, als Überschuß und Entartung *(Sykose, Lithämie)*, als Exzeß und Zerstörung *(Syphilis, Destruktion)*. Heilung ist die Wiederherstellung der Beziehung zum Schöpfer, zur Schöpfung und zu ihren Geschöpfen.

Eine Mutter ohne Beziehung zur Schöpfung handelt aus ihrer Selbstsucht, aus ihrer Willkür, aus ihrer Vergänglichkeit. Sie folgt den rücksichtslosen Wünschen, Begierden und Notwendigkeiten ihres materiellen Soseins. Die Pille und die mißverstandene Emanzipation sind ihre Freischwimmerabzeichen und das Fundament eines geköpften Schöpfergeistes.

Die Schönheit eines Heimes ist der Genius einer Frau. *Jaschas* Mutter ist keine Illusion. Auch keine Vision oder die gute Fee aus Andersens Märchen. Sie lebt mitten unter uns. Nur eben still und demütig. Ohne die Schau ihrer emanzipierten Zeitgenossinnen. Sie ist besser als jede mögliche Arznei. Sie ist die erfrischende Meeresbrise, die uns heute anhaucht, damit wir morgen Luft bekommen. Sie ist die Kraft der Sonne, die uns heute erhitzt, damit wir morgen Wärme weitergeben. Sie ist der Schutz eines Baumes, der uns heute beschattet, damit wir morgen der Sonne wiederbegegnen. Sie ist die Seele einer Blume, die uns heute anlächelt, damit wir morgen lachen können.

ZWEITER TEIL

Die Arznei

(Wesentliches und Leibliches)

1. Acidum benzoicum

Die *Benzoesäure* ist eine Gichtarznei für fahle, kalte, feuchte, schwache Menschen. Bei Kindern ist die gichtige Anlage vererbt. Sie kann zu mehrmaligem Einnässen im Schlaf führen. Dabei stinkt das Bett nach Pferdeharn oder nach Ammoniak. Auf Nierensand untersuchen lassen!

2. Acidum nitricum

Die *Salpetersäure* ist eine zerstörerische Substanz. Sie zerstört Haut und Schleimhäute bis tief in die Knochen. Alles juckt, stinkt und zerfällt. Schnupfen oder Ausfluß, Geist oder Gemüt. Verwünscht alles im Zorn, flucht, schwört und spuckt auf den Gehsteig. Geistig behinderte Kinder und blasse, kalte, trockene alte Menschen.

3. Acidum phosphoricum

Die Säuren sind für schwache Menschen. Die *Phosphorsäure* ist für zarte, in ihrer Art rundliche Kinder, die aus Liebeskummer über Freunde, Lehrer und Eltern schwach und apathisch werden. Sie möchten nur noch liegen und in Ruhe gelassen werden.

4. Acidum picrinicum

Den *Pikrinsäure*-bedürftigen Kindern liegt die gleiche Auslösung zugrunde wie den Phosphorsäure-Kindern. In ihrer Art sind sie jedoch eckig, kantig und ecken nicht nur an Kanten an.

5. Aconitum

Alle Pflanzen, die am Rande wachsen, begleiten unser Leben als Arznei. Sei es am Wegesrand entspannender Spaziergänge oder am Rand von Abfallhalden. Hier als der Sturmhut, um uns vor den Folgen des Sturmes ohne Hut zu beschützen, dort als Teufelskraut *(Hyoscyamus)*, um uns vor dem

Abgrund zur Hölle zu bewahren. Bei *Aconit* beginnt alles plötzlich, stürmisch, hektisch. Das Fieber, die Unruhe, die Angst, die Folgen von Ärger und Aufregung, von Kälte, Wind, Föhn, Sturm und Wetterwechsel. Eine Arznei des Anfangs tausenderlei Beschwerden mit plötzlichem Beginn. Bei eher schlanken, blassen Kindern angezeigt, die dabei plötzlich, heftig und stürmisch erröten.

6. Aethusa

Die *Hundspetersilie* sieht aus wie die echte Petersilie. Nicht verwechseln! Die Blattunterseite ist bei der ersten glänzend, bei der anderen matt. Das entsprechende Kind verträgt absolut keine Milch. Die Folgen sind heftige Magenkrämpfe, Erbrechen von großen, sauren Brocken und schleimiger oder grüner, wäßriger Durchfall *(Cholera infantum)*. Das Kleinkind ist so schwach, daß es kaum seinen Kopf aufrecht halten kann. Wenn sich bei alledem Fieber zugesellt, krampft es sehr leicht. Dabei dreht es die Augen nach oben(!) und seltener zur Seite.

7. Agaricus

Der *Fliegenpilz*-Vergiftete ist ein nervöses Wrack mit Zuckungen und Krämpfen im Gesicht und in den Gliedern. Ähnlich dem kleinen Veitstanz. Die Übererregung des Gehirns läßt ihn rasch ermüden. Kinder sind beim Lernen unkonzentriert, hampelig, leicht ablenkbar. Als Lern- und Konzentrationshilfe ist die Arznei das „Hirnfutter der Studenten".

8. Aloe

Blähbauch mit mächtigem Rumoren und explosiver Durchfall mit unsicherem Aftergefühl sind die Anwendungen dieser Arznei, nicht nur bei Kindern. Auf Reisen besonders bewährt, wenn anstatt oder mit einer Blähung die Hose sich mit Stuhl bekleckst. Oder wenn Harn und Stuhlgang gleichzeitig abgehen. Das pflegt man „falsche Freunde" zu nennen.

9. Alumina

Die *Tonerde* ist ausgetrocknet, bleich, erdig. So das Kind. Es ist kopfhängerisch, trotzdem hektisch und ohne Durst. Verspannt, verkniffen und selten offen, wie sein After. Und wenn, dann für eine Art klebrigen Brei. Chronische trockene Bronchitis. Trockene, rissige, blutende Haut.

10. Antimonium crudum

Der rüpelhafte Genießer. Ein anerzogenes Konsumkind, gereizt und mürrisch, das ungeniert rülpst und furzt. Will weder angesehen noch angefaßt werden. Andererseits lebensfremd, sensibel, sentimental und romantisch. Zu Tränen gerührt. Schwielen, Warzen, Impetigo, rissige Haut. Verträgt kein Wasser auf der Haut, keine Sonne. Verlangt nach Saurem und verträgt es nicht. Ißt gierig. Danach bläht der Bauch. Ein dicker weißer Kalk belegt die Zunge.

11. Argentum nitricum

Eine Nervenarznei. Der aschfahle Stolpermann. Jedes Ereignis streßt ihn schon lange vorher mit Durchfall und Blasendruck. Der Hosenscheißer. Fühlt sich getrieben; die Zeit vergeht zu schnell. „Hochhausschwindel"; kann nicht auf Türme, über Brücken gehen. Er schwindelt und muß sich festhalten. Chronische Schleimhauterkrankungen, die nach frischer Luft bedürfen.

12. Arsenicum album

Arsen hat mit dem Tod zu tun. Das Gift der Medici. Terrorisierte Kindheit. Das Kind redet viel vom Tod. Fragen über den Tod bedrängen es. Ist der Tod überwunden, angenommen, kann es endlich leben. Bis dahin schafft es, ängstlich und unruhig, ständige Ordnung. Mit besessener Angst, nicht genügend getan zu haben. Sieht aus, wie aus dem Ei gepellt mit leicht geschwollenem Gesicht, das es zart und hübsch erscheinen läßt. Die Nacht und der Winter sind seine Feinde. Erkältungen, Asthma, Ekzeme, die sich bei und durch Wärme lindern.

13. Aurum

Gold steht für Macht. Das Kind erscheint uns wie der entmächtigte Mensch. Melancholisch, verschlossen, lustlos. Glaubt, nichts wert zu sein. Nur bei Widerspruch gerät es in Wut. Gelbgrüner, stinkender, hartnäckiger Schnupfen; Mittelohrentzündung mit Durchbruch des Trommelfells. Unterentwickelte oder im Bauch versteckte Hoden. Äußerst empfindlich auf Schmerz und Enttäuschungen. Alles schlimmer nachts.

14. Barium carbonicum

Das Schwermetall *Barium* ist undurchlässig für Luft und Licht. Weshalb es zur Glanzpappen-Herstellung und als Barium-Röntgenbrei verwendet wird. Auch die Kinder sind undurchlässig, und man möchte sie am liebsten mal richtig durchlüften. In allem zurückgeblieben. Entwicklungsstörungen, die im Laufe der ersten Lebensjahre auftreten. Ein vorgealtertes, klebriges, nicht liebsames Kind, das nichts mehr aufnehmen kann. Chronisch entzündete Mandeln mit dicken, harten Lymphdrüsen, mit schlechtem Gehör und übermäßigem Speichelsabbern.

15. Belladonna

Die *Tollkirsche* macht toll. Das Kind wird toll, wenn es krank ist. Sonst ist es lieb, rot und rund. Erste Entzündungs- und Fieberarznei für solche Kinder, die nach Wärme suchen. Krämpfe im Fieber oder im Bauch. Dabei beugt es sich nach hinten.

16. Calcium carbonicum

Der *Kalk* formt unsere Gestalt, hemmt unsere Nerven, daß sie nicht außer Kontrolle geraten, und dichtet unsere Organsysteme ab. Sein Mangel führt zum Festhalten an der gegebenen Form, zur Unbeweglichkeit und zum Sich-Abschließen. Großer Kopf auf dickem, wabbeligem Bauch. Alles kommt zu langsam, alles kommt zu spät. Die ganze Entwicklung in jeder Schicht seines Daseins. Ist verstopft und fühlt sich wohl dabei. Stopft sich mit Eiern, Eis und Süßigkeiten voll. Saure Nachtschweiße am Hinterkopf. Erkältungen durch Kälte mit großen, weichen Lymphdrüsen.

17. Calcium phosphoricum

Großes, schlankes, zurückgezogenes Kind oder kleiner, verkrampfter Hampelmann am Mittagstisch und in der Schule. Es mangelt an Festigkeit und Standvermögen. Kopfschmerz entlang der Knochennähte und Erschöpfung gegen Mittag. Schlechter Esser. Schlechte Haltung mit vorgewölbtem Bauch. Schlechte Verdauung mit Bauchschmerzen und grünem, heißem, unverdautem Durchfall. Viele Erkältungen bei Nasenpolypen mit kleinen Lymphdrüsen am Hals und im Nacken.

18. Cancerinum

Erbnosode für die *destruktive* Anlage. Eckige, bösartige Kinder mit Nachtängsten und schlechten Schulleistungen.

19. Capsicum

Der *Spanische Pfeffer* oder *Chili* ist ein Nachtschattengewächs. Alles brennt enorm, und das Brennen bessert sich trotzdem durch Wärme. Der Magen, die Blase, das Heimweh, der Jähzorn. Mollige, träge, ungeschickte Kinder mit brennender Halsentzündung. Ohrentzündungen mit Beteiligung des Warzenfortsatzes. Bei solchen Störungen sind sie störrisch, gereizt und schlaflos. Brennen tut es hier und dort, aber der ganze Kerl fröstelt durch und durch.

20. Carbo animalis

Wer sich in Lügengeschichten verstrickt, dem geht bald die Luft aus. Er sehnt sich nach frischer Luft, sehnt sich nach Hause und nach Vergebung. Die *Tierkohle* wirkt tiefgreifender als die nachfolgende *Holzkohle*.

21. Carbo vegetabilis

Wenn die *Holzkohle* verglimmt, braucht sie frische Luft. Das entsprechende Kind ist am verglimmen und möchte Luft zugefächelt haben. Alles scheint stillzustehen. Der Stoffwechsel, die Verdauung, der Kreislauf, das Gedächtnis und die Handlungen. Besonders in schwüler Luft. Selbst die Stimme versagt gegen Abend. Trockener Husten und Atembeklemmung sind die Folgen.

22. Caulophyllum

Rheuma- und Gebärmutterarznei von destruktivem Charakter. Ausfluß kleiner Mädchen.

23. Causticum

Der *Ätzkalk* hat ätzende Schmerzen. Im Leiblichen wie im Geistigen. Ein muskelverspanntes, stolperndes, stotterndes Kind, das im ersten Schlaf einnäßt. Trockener Husten, der mit kaltem Wasser gelöscht wird. Flache, runde Warzen bei sauberer Zunge. Verätzte Brandwunden.

24. Chamomilla

Unleidlicher Zornigel. Akute Schmerzen oder Fieber, wobei das Kind getragen werden will, aber alles Ergreifbare und alle trostreichen Angebote von sich wirft. Die Art entscheidet die Arznei.

25. China

Blasse Kinder mit Vorliebe für saure Kirschen, worauf sie Verdauungsstörungen bekommen. Der berührungsempfindliche Bauch bläht sich auf wie eine Trommel. Rülpser sind ohne viel Erleichterung und zusehends werden die Kinder schwächer. Beste Arznei zur Erholung nach schweren Krankheiten.

26. Chloralum hydratum

Bettnässen im zweiten Teil der Nacht. Das Kind schläft so tief, daß sein Harn unbemerkt abgeht, ohne Träume, ohne Empfindung.

27. Cicuta

Eigentlich eine Krampfarznei für Kinder mit Absencen, Zuckungen und nächtlichem Aufschrei. Aber auch bei rundständigem Herpes im Gesicht, der aussieht wie Eitergrind.

28. Cina

Der Zappelphilipp und Klassenclown. Verwurmt bis unter die Nase. Würmer machen Fieber, Hirnkrämpfe, Bronchitis, Bauchschmerzen und Erbrechen.

29. Cocculus

Der dusselige Fernseh-Schussel. Schwindel, Müdigkeit, Unkonzentriertheit beim Lernen und Hinterkopfweh sind die Folgen. Das sind aber auch die Folgen bei unverträglichen Reisen mit Übelkeit im Gehirn und Erbrechen im Schwall.

30. Cuprum

Der verdorbene, verkrampfte, blond-blasse Charmeur. Erste Krampfarznei für blasse Kinder, die dabei bläulich werden und danach wie tot erscheinen.

31. Digitalis

Bewährte Anwendung bei kindlicher Migräne mit Übelkeit und mit weißen oder buntfarbenen Sehstörungen vor dem eigentlichen Kopfweh.

32. Dioscorea

Bewährte Anwendung bei Bauchkrämpfen, die vom Nabel fächerförmig ausstrahlen. Dabei beugt sich das Kind steif nach rückwärts.

33. Dulcamara

Das *Bittersüß* wächst auf feuchtem Grund. Der Mensch, der dieser Arznei bedarf, verträgt keine Feuchtigkeit. Das sind die Gesetze der Natur, die sich gegensätzlich bedingen. Kinder mit schwacher Blase. Leicht unterkühlbar beim Sitzen auf Kaltem oder bei feuchtkaltem Wetter. Bei kühlen Abenden, die auf heiße Tage folgen. Arznei für Wüstensafari. Milder, dicker, grüner Schnupfen.

34. Gelsemium

Der *wilde Jasmin* ist die Arznei für Aufregung und Ärger bei eher rundlichen, roten Kindern. Zittern, Vergehen und erschöpfte Schlappheit sind die Folgen. Auch das Fieber hat etwas Schlaffes, genauso wie die Lähmungen. Erkältungen jeglicher Ausprägung beim Einbruch eines warmen Tages nach Kälte.

35. Graphites

Schwarz, düster, weich und formlos ist der *Graphit*, genauso das Kind. Es steht im Schatten ohne Lichtblick. Alles ist eitrig, blutig, schrundig: Ekzem, Nase, Ohr, Augenlider. Verklebt mit harten Borken. Große, harte Lymphdrüsen. Wird das Ekzem unterdrückt, so treten dafür chronische, flüssige, unverdaute, stinkende Durchfälle auf und das ehedem fette Kind magert stark ab.

36. Helleborus

Hirngeschädigte Kinder mit halbseitigen Krämpfen. Sie schauen dümmlich aus mit gerunzelter Stirn, sind ablehnend und wortkarg. Lernschwache „Null- Bock“-Kinder.

37. Hepar sulfuris

Arznei für eitrige Prozesse der Haut und Schleimhäute, wenn der Eiter reif ist. Erkältungen bei Einbruch von kühlem, trockenem, schönem Wetter.

38. Hyoscyamus

Der blasse Ausgeflippte, der im Zorn rot wird. Das *Hexenkraut* wächst am Rande von Schutt, Abfall und Friedhöfen. Wir alle brauchen es, wenn wir am Rande des Lebens wandeln, sei es durch Liebeskummer, Enttäuschung oder Drogensucht. Dann wenn wir im Geiste, in der Seele und im Sexuellen entgleisen.

39. Ignatia

Kummerarznei für eher zarte Menschen, die nicht mehr wissen, was sie wollen. Die widersprüchlichsten Verlangen und Regungen zeichnen ihren Schmerz.

40. Kreosotum

Das Terpen im *Teer* ist zerstörerisch. Die ersten Zähne kommen bereits schwarz an die Oberfläche. Bettnässen im ersten Schlaf. Träumt dabei, er sei zum Wasserlassen auf der Toilette.

41. Lachesis

Die Wirkungsrichtung des Schlangengiftes der Grubenotter *Buschmeister* liegt in der Zerstörung des Zelleiweißes und im Einfluß auf die Blutgerinnung. Blutungsneigung, schlecht heilende Wunden, Sepsis und Blutkrankheiten wie Leukämie sind die Folgen. Die Haut und Schleimhäute reagieren mit Neurodermitis, mit Asthma und Heuschnupfen. Der erste Sonnenstrahl im Frühjahr leitet die Beschwerden ein.

42. Luesinum

Erbnosode für die *destruktive* Anlage. Die Kinder sind schwach im Rechnen und im logischen Denken. Sie klauen, lügen und sind boshaft. Aber auch musisch, brillant und gewissenhaft.

43. Lycopodium

Der *Bärlapp* wächst langsam als trockener und dürrer, aber harter und zählebiger Stengel auf trockenem Boden. Das sind auch die Eigenschaften des vernachlässigten, verunsicherten Kindes, das durch seinen scharfen Verstand seine Schwächen auszugleichen versucht. Trotzdem bleibt es trocken, verstopft und unbeliebt. Die Verdauung ist sein Problem. Wenig Appetit, schnell satt, immer ist der Unterleib gebläht. Bauch und Laune sinken zwischen 16 und 20 Uhr. Die Erkältung mit Schnupfen, Halsweh, Husten oder Lungenentzündung beginnen rechtsseitig, wandert eventuell nach links. Die Nasenflügel bewegen sich unwillkürlich beim Atmen.

44. Magnesium carbonicum

Starke Hirnerregung mit Aggressionen und Übergeschäftigkeit bei schlaffen, verkrampften Muskeln. Alles ist sauer: Schweiß, Stuhl, Rülpser, Atem; sein Geschmack, seine Laune. Alles ist schlimmer nachts: Kopfschmerz, Zahnschmerz, krampfartiger Husten, verstopfte Nase mit Höhepunkt zwischen 2 und 3 Uhr. Wandelt nachts herum. Beim Erwachen völlig erschöpft und mürrisch.

45. Mandragora

Die *Alraune* ist eine Magen- und Leberarznei. Bei Bauchweh krümmt sich das Kind rückwärts. Der Schmerz sitzt mehr rechts, zieht hoch zum rechten Schulterblatt und plagt nur bei Nüchternheit, nach langen Eßpausen oder in den frühen Morgenstunden.

46. Medorrhinum

Erbnosode für die *lithämische* Anlage. Bauchschläfer, manchmal sogar mit angezogenen Beinen. Krampfartige Blähungen tagsüber. Feuchter After, der nach Fischlake riecht. Scharfer Urin.

47. Mercurius bijodatus

Eitrige Erkältungen bei jedem Wechsel zu kühlem Wetter. Die Zunge ist dabei groß, geschwollen, schmutzig belegt und hinten gelb gefärbt. Scharfer, stinkender Ausfluß kleiner Mädchen.

48. Natrium muriaticum

Eher kleine, schwache, blasse, schwermütige, berührungsempfindliche Kinder, die gern *Salz* naschen. Ekzeme, Haut und Schleimhäute bessern sich oder aber verschlechtern sich am Meer. Wenn ein Kind viel *Ignatia* braucht, muß diese Arznei folgen.

49. Nux moschata

Der Aufgeblähte. Blähkoliken hysterischer Kinder mit Rülpsen und Gähnen.

50. Nux vomica

Der chronische Nörgler. Chronischer Magenmensch, dem man nichts recht machen kann. Bauchweh mit saurem, wäßrigen Aufstoßen. Folgen von tausenderlei Durcheinander, von Ärger, von Tablettenmißbrauch.

51. Opium

Der Lügner mit dem tiefroten Gesicht. Folge von Schreck- oder Schockerlebnis. Absolute Stuhlverstopfung, Stuhl muß mit der Hand entfernt werden.

Auffallende Schmerzlosigkeit. Fieberkrämpfe, beugt den ganzen Körper rückwärts, liegt wie in tiefem Schlaf.

52. Origanum

Dieses Küchengewürz streuen italienische Frauen ihren Männern auf die Pizza. Zur Stärkung der Sexualkraft. In der Homöopathie verwenden wir es umgekehrt für das Zuviel. Onanie bei kleinen Mädchen.

53. Passiflora

Schlafarznei. Liegt lange wach, schläft aber tief und erwacht munter.

54. Petroselinum

Reizblase bei Kindern, die vor dem Wasserlassen von einem Bein aufs andere hüpfen und sich dabei die Genitalien halten, anstatt zum Klo zu rennen.

55. Phosphorus

Luzifer, der Lichtträger. Licht bedeutet Einsicht, Bewußtsein. Wird das Kind auf der Schattenseite des Lebens groß gezogen, sehnt und streckt es sich nach Licht, wächst überlang wie Pflanzensprossen im Dunkeln. Ohne Licht verkümmert sein Geist zur Neurose (z. B. Nachtwandel), verbrennt seine Seele in Ängsten, erschöpft sein Leib in Totenblässe. „Himmelhoch jauchzend und zu Tode betrübt“, sind nur in diesem Kind so extrem zu finden. Der *gelbe Phosphor* ist ein Zellgift, zerstört die Nerven, das Blut und die Schleimhäute. Husten beim Übergang ins Kalte, helle Blutungen überall. Die Haut des Kindes wird durchsichtig und durchlässig für alle äußeren Eindrücke. Strohfeuer-Begeisterung. Es verbindet sich mit allem und mit nichts.

56. Plantago

Häufiges Einnässen in der Nacht trotz Vorsichtsmaßnahmen. Tagsüber kaum Urin.

57. Psorinum

Nosode aus dem Inhalt menschlicher *Krätzebläschen*. Das magere, ungewaschen aussehende, aashaft stinkende Kind hat wenig Lebenskraft. Nach einer Erkältung erholt es sich nicht mehr. Die Ekzeme der Haut und die großen, schmerzhaften Halsdrüsen sind seine leiblichen Probleme. Äußerst empfindlich gegen Kälte, hüllt es sich selbst im Sommer in dicke Kleidung ein. Der Winter ist unerträglich.

58. Pulsatilla

Ein wetterwendiges, weinerliches, keckes und halsstarriges Mädchen oder mädchenhafter Junge. Mit ihren unbeholfenen Liebessehnsüchten, ihren unsteten Eifersüchteleien, ihrem leicht beeinflußbarem Selbstmitleid und mit ihrer störrischen Selbstsucht wirken sie – verdrossen und langsam – immer ungünstig. Aber das Mädchen kann auch eine liebenswerte, milde Puppenmutter sein. Ihre Ausscheidungen sind ebenso mild und dicklich grün. Schnupfen, Ohrfluß oder Ausfluß. Fast immer erkältet durch Abkühlung und Naßwerden. Aber Wärme verträgt sie nicht. Nur Ofenwärme und frische Luft.

59. Sarsaparilla

Einnässen und Blasenschmerzen bei Kindern mit Harnsäurebelastung. Total abgemagerte Kinder mit Nierenkrankheiten.

60. Sepia

Es ist das eher kühle, distanzierte Kind, das der schwarzen Tinte der *Seekatze* bedarf. Etwas Herrisches, Dominierendes ist in seiner Haltung. Es verschließt sich, aber ergreift mit seinen Fangarmen Besitz von seiner Umwelt, die ihm andererseits ziemlich gleichgültig ist. An Haushaltspflichten nimmt es nicht teil. Erkältungen mit trockener Nase oder dickem, gelbem Sekret. Bettnässen vor Mitternacht mit der Neigung zur Verstopfung. Ekzeme, fleckige Haut (Vitiligo).

61. Silicea

Widerstandsfähigkeit und Beugsamkeit sind die Codeworte für die *Kieselsäure*. Wie ein Bambus im Wind. Verlust bedeutet Knicken, Brechen. So ist das Kind ein „geknicktes Kind", der ältere Mensch ein „gebrochener Mensch". Die Unvollkommenheit, die Unzulänglichkeit, die Minderwertigkeit werden bewußt als Karma erlebt. Chronische Erkältungen im Winter.

62. Staphisagria

Ein empfindliches, zorniges Kind. Es kann den Zorn, den Unmut, die Enttäuschung, den Tadel nicht ausleben und verdrängt sie ins Unbewußte. Dort schüren sie Wut und Entrüstung und hemmen seine geistig-seelische und sexuelle Entwicklung. Eitrige Ekzeme im behaarten Kopf, hinterm Ohr, an den Augenlidern. Gerstenkörner, frühe Karies der Zähne, Bauchschmerz nach Ärger. Vorbeugung gegen Insektenstiche. Schnittwunden jeder Art.

63. Stramonium

Kaimito, der *Stechapfel*. Aber auch das *Teufelskraut*. Denn der Jähzorn ist teuflisch, unbändig und ohne Reue. Schwatzhafte, schlaflose Kinder mit Nachtängsten, Aufschreien. Sieht Schreckgespenster. Hirnschäden mit Kopfrollen und Krämpfen wie der Veitstanz. Der rote Bruder der blassen *Hyoscyamus*.

64. Strophantus

Bewährte Arznei bei Prüfungen, Ereignissen und Aufregungen, wenn das Herz bis zum Halse schlägt. Auch zum Schlafen geeignet.

65. Sulfur

Zwei äußere Erscheinungen sind uns beim *Schwefel*-Kind bekannt. Das eine ist kräftig rot, umgänglich. Ein praktischer Macher, dem kein Problem zu viel ist. Er liebt Besitz und sammelt alles, was ihm quer kommt. Gerne in dauernder Aktion, ist er schnell unterfordert und streckt dann alle Viere von sich, wird zum Image des „Null-Bock". Das andere ist schlank mit Hängeschultern. Sein Besitz sind Ideen und Vorschläge, zu deren Verwirklichung es immer einen Dritten oder einen Dummen braucht. Beiden gemeinsam sind das ungewaschene Aussehen, die wärme- und wollempfindlichen Sommerekzeme und der unheimliche Gestank ihrer Ausdünstung und Ausscheidungen.

66. Tarantula hispanica

Neurotisches Kind mit Krampfneigung, ähnlich dem kleinen Veitstanz, wenn es nicht beachtet wird. Tanzt gern nach lateinamerikanischen Rhythmen, verträgt aber keine Rockmusik. Im Schlaf ist das Kind beschwerdefrei.

67. Tuberculinum GT

Erbnosode für die *lymphatische* Anlage. Erkältungsneigung zarter, blasser Kinder mit vollblütigen Lippen und hektischen Flecken auf den Wangen.

68. Veratrum viride

Bewährte Fieberarznei. Plötzliches, heftiges, trockenes Fieber wie *Aconitum*. Kinder sind jedoch gelassen ruhig und haben keine Angst.

69. Zincum

Zink wird zum Verzinken benutzt, um das darunter liegende Metall vor Rost zu schützen. Das heißt, es deckt nach innen und nach außen ab. Nichts geht rein, aber auch nichts heraus. Der Abfall bleibt drinnen und vergiftet sein Leben. *Zink* ist auch der negative Pol einer Batterie. Es kommt zum Fluß und zu Entladungen. Das Kind ist entsprechend verschlossen, entlädt sein Inneres als Ekzem über die Haut oder als Hirnkrampf über die Nerven. Weil es zur Entladung übers Gemüt zu schwach ist. Oder der Ausschlag kommt erst gar nicht richtig heraus, wird zurückgehalten. Es ist enorm rasch erschöpft, möchte nur liegen, aber die Nerven sind so erregt, daß es mit unruhigen Beinen seine Fersen aufscheuert und mit dem Kopf rollt. Magenbeschwerden nach Zucker und Wein.

70. Zincum valerianum

Bewährte Schlafarznei für unruhige Kinder, die ihre Fersen am Leintuch aufscheuern.